Guía de Úlceras Extremidad Inferior

EDITOR: *Diego Molina Ruiz*

Copyright © 2017 Diego Molina Ruiz

Edita: Molina Moreno Editores molina.moreno.editores@gmail.com

Tapa blanda, Nº páginas 109. Diseño de portada: Diego Molina Ruiz

Título de la obra: Guía de Úlceras Extremidad Inferior

Guía número 14

Serie: Notas sobre el cuidado de Heridas

Primera edición: 13/01/2017

Autores:

Autor: Manuel Carpintero Pino

Autor: Manuel Quintana Palmeira

Diego Molina Ruiz Ed.

All rights reserved / Todos los derechos reservados

ISBN-10: 154257854X
ISBN-13: 978-1542578547

Edición impresa en papel y ebook disponible en:
www.amazon.com y www.amazon.es

:

TÍTULO DE LA OBRA:

GUÍA DE ÚLCERAS EXTREMIDAD INFERIOR

GUÍA NÚMERO 14
SERIE: NOTAS SOBRE EL CUIDADO DE HERIDAS

AUTORES:

MANUEL CARPINTERO PINO

MANUEL QUINTANA PALMEIRA

EDITOR: *Diego Molina Ruiz*

PRESENTACIÓN

La rápida evolución que en los últimos años han experimentado los conocimientos científicos, los medios técnicos, el desarrollo farmacológico y el propio sistema de salud se evidencia en la práctica clínica diaria. Ésta práctica comprende un conjunto de actividades que buscan responder a la necesidad de revelar, diagnosticar o examinar lesiones con fines clínicos o de investigación. En base a ello, los profesionales de la salud, desplegamos toda una actividad curativa o paliativa utilizando para ello técnicas y procedimientos propios.

La referencia a los cuidados está presente en todo el recorrido de la obra. Destaca ante todo que es una compilación centrada en los cuidados. El lector puede comprobar gratamente, que junto a un catálogo de variadas técnicas articuladas de manera concisa y completa, contiene actividades derivadas del cuidado, enunciadas con una terminología propia y entendible. Además de una exhaustiva y pormenorizada descripción de las técnicas imprescindibles, quien se acerque a sus páginas va a encontrar los elementos más reconocibles de cuidar en distintos lugares tanto en un ambiente clínico como en el domicilio del paciente. En este aspecto, en el texto se recupera la visión centrada en el paciente y no tanto hacia la técnica.

Por otra parte, se trata de una obra colectiva que ha conseguido reunir a un destacado grupo de profesionales. Esta acertada mistura de autores aporta un profundo saber práctico y actualizado, muy útil para la clínica, que es la que caracteriza a la cultura del cuidado. Si bien, cuidar de un modo excelente no es un acto o conjunto de acciones que se puedan improvisar o protocolizar. Es necesaria la individualidad, la especificidad del cuidado, que deben ir más allá de la técnica.

La obra completa denominada "Notas sobre el cuidado de heridas" se compone de 15 guías, de las cuales las 14 primeras tratan de manera específica distintos temas como son: Los distintos tipos de Heridas, Quemaduras, Lesiones cutáneas, los Cuidados tanto de Ostomías como de Traqueotomías, las diferentes tipos de Úlceras, y el Pie Diabético. Y por último la número 15 es una Guía Resumen o Compendio que recoge o engloba a las 14 anteriores.

Para terminar, es importante para mí el agradecer a todos los componentes de éste ambicioso Proyecto Editorial todo el esfuerzo que han realizado, desde el estudio pormenorizado de los temas, conciso y conforme a los más recientes hallazgos de la investigación y tecnología, hasta las pautas éticas, poniendo a disposición de la sociedad en general, lo que pueda ser un referente necesario de práctica clínica en el cuidado avanzado de Heridas.

Diego Molina Ruiz

EDITOR: *Diego Molina Ruiz*

DEDICATORIA

El presente libro en particular y la colección "Notas sobre el Cuidado de Heridas" a la que pertenece, en general, van dedicados a todas las personas que padecen alguna de las lesiones que aquí se tratan. A las personas que las cuidan, sean familiares, profesionales o amigos. Y también a todas las personas interesadas en conocer o practicar todo el saber que su lectura ofrece.

¡Salud y Ánimo!

Diego Molina Ruiz

EDITOR: *Diego Molina Ruiz*

CONTENIDOS

1	Introducción	1
2	Conceptos	3
3	Clasificación	9
4	Cuidados	19
5	Complicaciones	39
6	Dolor	43
7	Recomendaciones	47
8	Seguimiento	53
9	Resumen	55
10	Bibliografía	59
11	Anexos	65

AGRADECIMIENTOS

A todo el elenco de autores que han hecho posible la elaboración de la presente guía y en su conjunto toda la colección que forman la serie denominada "Notas sobre el Cuidado de Heridas". Un equipo de profesionales que destacan por su incansable interés por la innovación basada en la evidencia. El conocimiento apoyado por la investigación y la experimentación de prácticas clínicas que conforman la experiencia del trabajo diario. Con la observación y recogida de las anotaciones necesarias para ser plasmadas y compartidas a través los textos incluidos en ésta obra.

1 INTRODUCCIÓN

La presente guía sirve como ayuda para el día a día de los profesionales de enfermería, enfocada al contexto de las úlceras en extremidad inferior, debido a que se trata de un problema de salud de suma magnitud por su alta prevalencia en la población y es una causa común de hospitalización y atención primaria.

Uno de los colectivos sanitarios más implicados en el trato de las úlceras en miembros inferiores es el de enfermería, encargada de los cuidados de salud y de realizar las curas a los pacientes. Enfermería a su vez tiene un papel de identificador de riesgos y de educador, puesto que las complicaciones son susceptibles de prevenirse, disminuyendo así la morbimortalidad y el ahorro potencial de recursos para paliar las consecuencias.

Por lo que, con esta guía, pretendemos conseguir que se conozca el actual abordaje terapéutico de las úlceras antes, durante y después (continuidad de cuidados), basada en las técnicas de tratamiento más actuales de la mejor y más actualizada evidencia científica. En esta reflejamos la etiología de las diferentes úlceras que podemos encontrarnos, las características de ellas según su etiología, una correcta inspección y valoración del pie, estratificación del riesgo, su prevención y educación, los cuidados bio-psico-sociales hacia la persona, valorar las posibles complicaciones y orientar hacia un adecuado manejo del dolor.

Haciendo una breve reseña histórica, podemos destacar que, desde la aparición del hombre hasta nuestros días, los cuidados de las úlceras de extremidad inferior ha sido un tema muy debatido. Estas úlceras han sido referenciadas en los textos más antiguos como es el "Papiro Ebers" (1500 a. C.). Además, Hipócrates, en su obra "De Ulceribus", establece una relación muy aproximada entre la úlcera de la extremidad inferior y las enfermedades venosas. Probablemente por su elevada prevalencia, ha sido una patología ampliamente arraigada en todas las civilizaciones y sociedades y que ha trascendido al lenguaje popular, con expresiones aún actuales como "poner el dedo en la llaga", "esta es una llaga que será difícil de cerrar" o "cuando se pone el dedo en la llaga, el problema no es el dedo sino la llaga"[1,2].

2 CONCEPTOS

2.1 DEFINICIÓN

Una definición correcta de la úlcera de la extremidad inferior es aquella que integra criterios biológicos, clínicos y evolutivos:
- Desde la perspectiva biológica, la úlcera es una lesión cutánea en la que las fases del proceso de cicatrización (inflamación, coagulación, proliferación y maduración) se encuentran, de forma parcial o en su totalidad, alteradas o modificadas con respecto al proceso fisiológico normal.
- Desde la valoración clínica, es aquella lesión cutánea espontánea o secundaria a un traumatismo, que se localiza en el pie y/o la pierna y que no presenta signos clínicos de curación mediante el proceso fisiológico denominado "cicatrización por primera intención".
- Finalmente, desde la vertiente evolutiva, y en este contexto clínico, es aquella lesión que no cicatriza en un intervalo temporal esperado, y que por tanto se cronifica.

En consecuencia, los conceptos de alteración biológica y de cronicidad son inherentes al concepto de úlcera de la extremidad inferior, si bien la interpretación de ambos, y de forma especial de este último, difiere según los diversos autores.

Desde la perspectiva morfológica e histopatológica, la úlcera de la extremidad inferior es definida como un defecto focal o excavación en la superficie del tejido y secundaria a una escara o tejido necrótico. En este sentido, cabe diferenciarla de la pápula, que es una lesión cutánea elevada, circunscrita y con capacidad resolutiva; y de la mácula, que se caracteriza por ser una lesión plana no infiltrada y con cambios de coloración de la piel, y cuya capacidad lesional se extiende únicamente a la epidermis[2].

Algunos autores proponen definirla como "una lesión de la piel por debajo de la rodilla o en el pie que tarda un período igual o superior a seis semanas en cicatrizar". Otros autores introducen determinadas variables y evolutivas en el concepto de úlcera: la infección persiste, el dolor y un periodo evolutivo que varía, en función de estos, entre dos y ocho semanas.

En nuestra opinión, tres son las variables básicas que deben evaluarse y que cuando convergen permiten establecer con rigor el diagnóstico de úlcera:

- Que se trate de una lesión espontánea o inducida por un traumatismo en la extremidad inferior que no cicatrice por "primera intención".
- Que en su evolución clínica no se evidencie un proceso de autolimitación, sino signos de inestabilidad biológica (fases de inflamación o granulación prolongadas o clínica con presencia de exudado importante o dolor).
- Que pueda ser relacionada etiológicamente con una enfermedad sistémica y/o específica en la extremidad[2].

Resulta obvio que en función de cualquiera de estos criterios, una herida quirúrgica o traumática en la extremidad inferior que no cicatrice totalmente por "primera intención" y cuya curación, en ausencia de una enfermedad sistémica o local de la extremidad, se prolongue por un período de tres o más semanas pero en la que se observe una evolución clínica favorable, no debe considerarse como una úlcera. En este sentido, el intervalo evolutivo de la lesión (que configura el criterio de cronicidad, variable fundamental en la úlcera de la extremidad inferior) no constituiría en sí mismo un criterio de primer orden.

En todo caso, resulta fundamental establecer con rigor los datos clínicos y evolutivos de la úlcera con referencia a otro tipo de lesiones tisulares en la extremidad inferior tanto por fines metodológicos como de estrategia terapéutica[2].

2.2 ETIOLOGÍA

Una revisión bibliográfica, que no precisa ser necesariamente amplia, pone en evidencia la diversidad de clasificaciones etiológicas de la úlcera de la extremidad inferior. De su consideración se advierten tres tendencias conceptuales cuyo análisis es de interés:

- Primera tendencia. Clasificación que establece dos grupos mayoritarios de úlceras, las de etiología arterial y venosa con un tercer apartado denominado "úlceras mixtas".

Esta clasificación considera como úlceras venosas las que se manifiestan en el contexto de la insuficiencia venosa crónica y como arteriales las que lo hacen en el curso de la isquemia en la extremidad, tanto secundaria a la arteriopatía de tipo degenerativo como inflamatorio e incluyen en la primera la arteriopatía en el enfermo diabético, sin referencia a la etiología neuropática.

En el grupo de "etiología mixta" se incluyen toda una diversidad de úlceras secundarias a otras enfermedades, pero fundamentalmente aquellas que cursan de forma simultánea con isquemia e insuficiencia venosa crónica.

- Segunda tendencia. Clasificación en úlceras venosas, arteriales, neuropáticas y vasculíticas.

Con respecto a esta, establece una diferenciación etiológica entre el epígrafe de

úlcera de etiología arterial y venosa con respecto a las neuropáticas. No obstante, sigue manteniendo un único epígrafe para las de etiología isquémica, con independencia de si la etiología de la arteriopatía es degenerativa o inflamatoria.
- Tercera tendencia. Clasificación extensa que las divide en úlceras "vasculares", "neuropáticas", "traumáticas", "de decúbito", "neoplásicas", "metabólicas", "hematológicas" y un epígrafe de "miscelánea".

Con la intención de realizar una amplia descripción de todas las posibles etiologías de úlcera en la extremidad inferior, esta última clasificación incurre según nuestro criterio en sesgos importantes:
- Establece el decúbito o el traumatismo reiterado como factores etiológicos, cuando deben considerarse como factores desencadenantes iniciales de lesión, pero en absoluto condicionantes de su cronicidad cuando son modificados y que debe ser referida a otras causas etiológicas, habitualmente la isquemia o la neuropatía.
- Clasifica la úlcera en los enfermos diabéticos de forma indistinta en los epígrafes de etiología metabólica y neuropática.
- Engloba las úlceras de etiología venosa y arterial en su concepto único de "úlceras vasculares".
- No establece una diferenciación en cuanto a la úlcera secundaria a una neoplasia cutánea previa y la degeneración neoplásica de esta[2].

Disponer de una clasificación etiológica correcta, rigurosa y ajustada de las úlceras de la extremidad inferior no es sólo una cuestión semántica, sino que constituye un elemento fundamental para la eficacia del proceso diagnóstico y terapéutico. En este sentido, dos son los aspectos prioritarios que deben considerarse en la elaboración de esta clasificación:
- Que el proceso fisiopatológico y los signos y síntomas clínicos de la úlcera puedan relacionarse de forma inequívoca con la etiología.
- Que, como consecuencia lógica de este primer postulado, pueda establecerse una diferenciación clara entre las diversas posibilidades etiológicas. Es decir, un correcto diagnóstico diferencial[2].

Desde la perspectiva fisiopatológica resulta incontrovertible que la causa última de las úlceras de la extremidad inferior es el infarto tisular y la necrosis cutánea subsiguiente. Por tanto, y tomando en consideración sólo este hecho, todas ellas son inequívocamente isquémicas. Sin embargo, los procesos etiopatogénicos iniciales e intermedios previos al infarto tisular son absolutamente diferentes según se trate, por citar tres etiologías, de una úlcera cuya etiología es hipertensión venosa, la hipertensión arterial o la obstrucción arterial. Mientras que en la primera la isquemia es secundaria a la lesión del endotelio capilar, en la segunda lo es a la lesión en la arteriola y en la tercera ambas estructuras vasculares están funcionalmente alteradas pero morfológicamente indemnes.

Si seguimos analizando el proceso fisiopatológico en estas dos últimas (úlcera causada por hipertensión arterial u obstrucción arterial), en ambas existe una disminución crítica de la presión parcial de oxígeno a nivel de los tejidos, que en la úlcera de etiología hipertensiva arterial está causada por cambios morfológicos irreversibles en la arteriola, mientras que en la úlcera secundaria a la obstrucción arterial, esta tiene un componente básicamente funcional, no morfológico, adaptativo a la situación de isquemia, y por tanto reversible al revascularizar la extremidad. En la primera, la isquemia en la extremidad inferior es de tipo limitado o parcelar y en la segunda compromete amplias extensiones de esta.

En consecuencia, y aceptado el postulado de la isquemia tisular como etapa final de todas las úlceras de la extremidad inferior, el concepto de "úlcera isquémica" debe hacer referencia a aquella secundaria a la enfermedad obstructiva arterial, en la que pueden demostrarse alteraciones hemodinámicas en los sectores arteriales. Por tanto, y como opción diagnóstica inicial, previa al estudio hemodinámico, en la extremidad inferior de una persona diabética en la que se constate la ausencia de pulsos tibiales, no es correcto establecer el diagnóstico de úlcera neuropática aunque los estudios neurofisiológicos sean indicativos de una neuropatía sensorial avanzada, como tampoco lo será establecer el diagnóstico de úlcera de etiología venosa por presencia de varices en la extremidad.

Optar en ambos casos por el diagnóstico de "úlcera mixta" implica atribuir un equilibrio de etiologías en la casualidad de la úlcera, cuando la experiencia clínica es absolutamente concluyente en demostrar que es la isquemia la causa determinante de su cronicidad. Los autores que mantienen la vigencia del concepto de "úlcera mixta" se basan en la coexistencia de una patología arterial y venosa capaces por sí solas de mantener la úlcera activa, argumentando que puede mantenerse en un plano teórico pero que es muy cuestionable en la práctica clínica.

Con toda probabilidad, la observación de reflujo venoso patológico en una o más venas perforantes de Cockett es determinante en la cronicidad de una úlcera del tercio distal de la extremidad inferior, incluso en ausencia de pulsos pero con un índice tobillo/brazo (I T/B) superior a 0,7. Por tanto, en esta situación debe realizarse el diagnóstico de úlcera de etiología venosa, que será confirmado por la curación de la úlcera al interrumpir el reflujo quirúrgicamente. Esta probabilidad es mucho menos cuando no se observa reflujo patológico, aun en presencia de plexos venosos dilatados.

La existencia de edema en el pie y en el tercio distal de la pierna en presencia de úlcera de etiología isquémica no es infrecuente y es secundaria a las propias características clínicas de la fase de isquemia crítica y no a una insuficiencia venosa crónica. No obstante, para muchos autores es sinónimo de "úlcera mixta".

A partir de este mismo razonamiento, determinadas complicaciones evolutivas de las úlceras en la extremidad inferior, como la infección o la transformación neoplásica, deben considerarse como tales y no, por tanto, como etiología de las úlceras, a menos que pueda demostrarse la existencia de una piodermia o de una neoplasia cutánea previa al inicio de la úlcera[2].

En definitiva, un correcto diagnóstico de las úlceras de la extremidad inferior implica una notable racionalización en su enfoque terapéutico. Así, establecer acertadamente el diagnóstico diferencial entre una úlcera secundaria a hipertensión arterial y una úlcera secundaria a isquemia troncular comporta destacar en la primera la opción de realizar una revascularización arterial por innecesaria[2].

Teniendo en cuenta todos y cada uno de estos razonamientos, proponemos la clasificación etiológica de las úlceras de extremidad inferior en la tabla del *Anexo 1*. En ella se consideran cuatro epígrafes: úlcera de etiología isquémica, venosa, neuropática y miscelánea. Las úlceras de los tres primeros epígrafes no sólo constituyen el 97% de todas las úlceras de la extremidad inferior, sino que existe un mayor grado de conocimiento en relación con la etiopatogenia, fisiopatología y manifestaciones clínico-evolutivas. En un cuarto epígrafe se incluyen úlceras secundarias a un extenso número de etiologías pero que representan una fisiopatología común que es la lesión primaria y morfológica de la microcirculación[2].

Realizadas estas consideraciones, resulta indudable que el análisis multifactorial de determinadas variables de la propia úlcera (como su localización, morfología y sintomatología) y de la enfermedad de base del enfermo (como la diabetes, la enfermedad postrombótica o la artritis reumatoidea entre otras), permite a partir de un cierto grado de experiencia la realización de una orientación diagnóstica fiable sobre la que sustenta el protocolo de estudios confirmativos[2].

2.3 EPIDEMIOLOGÍA

Las úlceras en extremidades inferiores son una patología de difícil manejo por la complejidad que implican; constituyen un problema de salud pública con gran repercusión socioeconómica y sanitaria debido a su elevada incidencia y prevalencia en la población a nivel mundial. Una úlcera sin cicatrizar puede representar un costo muy alto para el paciente en lo social, económico y laboral, por la dedicación de los profesionales de salud y los costos que requiere la curación de este tipo de lesiones[1,2].

Las úlceras venosas representan entre el 80 y 90% del total de las úlceras vasculares y el 10% de úlceras de otro origen. Las enfermedades isquémicas han sido la principal causa de aparición de úlceras en los miembros inferiores y se presentan con mayor frecuencia en vasos largos. Las enfermedades isquémicas de miembros inferiores se pueden presentar por alteraciones venosas o arteriales; en las primeras se producen úlceras venosas que constituyen aproximadamente de 70% a 90% de presencia de úlceras crónicas en las piernas y su tratamiento ha sido estimado de muy alto costo debido a la cronicidad de la enfermedad.

Por su parte, la diabetes mellitus es una enfermedad de prevalencia elevada y creciente, con estimaciones epidemiológicas de alrededor de 200 millones de diabéticos en el mundo en el año 2010. Su morbilidad y mortalidad derivada de las propias complicaciones la sitúa entre las enfermedades de mayor prevalencia en las afecciones vasculares periféricas.

En el período previo a la aparición de los primeros síntomas y signos del pie diabético (prepatogénico), podemos realizar su prevención primaria, mediante la protección específica y la prevención de salud; en este período es importante conocer los pacientes con factores de riesgo que los hacen susceptibles de padecer la enfermedad e identificar los que portan un pie de riesgo[1,2].

Desde el punto de vista del seguimiento y tratamiento en la consulta de enfermería, las úlceras de miembro inferior son un problema frecuente en la práctica diaria, que a menudo provoca pesimismo en el paciente y en el profesional que lo atiende por su gran tendencia a la cronicidad y recurrencia; por ello, requiere un trabajo continuo y asociado con otros profesionales de la salud para lograr una intervención con un abordaje holístico.

Las úlceras en miembros inferiores suelen presentarse especialmente en personas mayores, asociadas a patologías como diabetes, hipertensión arterial, edad avanzada, estado nutricional precario, procesos arterioescleróticos, etc.

El éxito en la terapéutica depende, por una parte, de la identificación y control de la causa sistémica subyacente y, por otra, de la cura local de la ulceración. En otras palabras, depende del estado general del paciente, de patologías crónicas que pueda padecer (como la diabetes), calidad de sus arterias y/o venas (calidad del retorno sanguíneo), existencia de varices en extremidades, alimentación inadecuada, alcoholismo, tabaquismo, etc., y de las intervenciones de cuidado de enfermería que se apliquen a la persona para la resolución de la herida.

El tratamiento habitual consiste en curaciones frecuentes y reposo; es poco alentador ya que implica disminución de la actividad laboral por tiempos prolongados, pago de licencias médicas, gastos considerables en recursos materiales y humanos en centros asistenciales, sin mencionar las repercusiones personales físicas, emocionales y familiares que sufren las personas afectadas. Estos aspectos pueden traer como consecuencia el abandono del tratamiento, desmotivación, pérdida de autoestima y sentimientos de minusvalía, entre otros[1,2].

3 CLASIFICACIÓN

Nos hemos basado en la siguiente clasificación al ser las úlceras más prevalentes y conocidas en la práctica clínica: úlceras arteriales, venosas, neuropáticas (pie diabético), por acción mecánica (por presión) y las ocasionadas por infección, siendo estas últimas menos frecuentes aunque igual de importantes que las anteriores.

3.1 ÚLCERAS ARTERIALES

Las úlceras arteriales tienen su origen en un déficit de riego sanguíneo, a lo que se le puede sumar procesos isquémicos crónicos, siendo las placas arterioescleróticas la causa más importante de obstrucción arterial en miembros inferiores. Para su diagnóstico, es fundamental una completa historia del paciente, explorar los pulsos de los miembros afectados y practicar las pruebas complementarias necesarias[3, 4].

Este tipo de úlceras suelen aparecer de forma más frecuente en varones mayores de 35 años, principalmente en los pulpejos de los dedos de los pies y en la cara lateral del tercio distal de las piernas. Su aparición es motivo de consulta urgente en un centro hospitalario[5].

Generalmente presentan las siguientes características: dolor intenso, tamaño pequeño, ausencia de tejido de granulación, pueden ser superficiales o profundas, fondo seco y necrótico, bordes redondeados y bien definidos, piel circulante sin vello y pálida, y coloración negruzca, gris o amarillenta. Además, tienen tendencia a infectarse[4, 5]. En el *Anexo 2*, se puede observar una tabla resumiendo dichas características[3].

Existen diversos factores que pueden contribuir a la aparición de úlceras arteriales, siendo estos conocidos como factores intrínsecos y extrínsecos. Dentro de los primeros encontramos: trombos, émbolos, dislipemia, estenosis, fístulas arteriovenosas, diabetes mellitus (provocando pie diabético) e hipertensión arterial. Los factores extrínsecos acogen: compresión, traumatismo, escaso o nulo ejercicio y consumo de alcohol y tabaco[4].

Las úlceras arteriales se pueden clasificar según la clasificación de Fontaine en diversos grados o estadios.

- Estadio I: los pacientes presentan escasa clínica, principalmente refieren sensación de frialdad, palidez, calambres, hormigueo y parestesia.

- Estadio II: claudicación intermitente, dolor en miembros inferiores cuando se realiza ejercicio.

    –IIa: Aparece dolor cuando se recorre más de 200 metros.
    –IIb: Aparece dolor cuando se recorre menos de 200 metros.

- Estadio III: aparece dolor en reposo.
    –IIIa: presión sistólica del tobillo mayor de 50 mmHg.
    –IIIb: presión sistólica del tobillo menor de 50 mmHg.

- Estadio IV: se pueden observar lesiones tróficas.
    –IVa: pequeñas úlceras superficiales.
    –IVb: grandes gangrenas[6].

3.2 ÚLCERAS VENOSAS

Se entiende como úlcera venosa aquella lesión que se origina por presencia de hipertensión venosa en el miembro inferior, siendo esta provocada por la existencia de un reflujo de sangre de venas perforantes avalvuladas[3,7].

Las úlceras venosas presentan una serie de características que nos ayudan a poder identificarla adecuadamente.

- Pulsos presentes.
- Tamaño variable.
- Pueden ser únicas o múltiples, las cuales tienden a unirse. Pueden ser bilaterales, pero mayoritariamente se encontrarán en aquel lugar donde existan mayores dilataciones varicosas.
- Generalmente tienen forma redondeada u ovalada, aunque excepcionalmente pueden ser irregulares.
- Al inicio, sus bordes son suaves, algo excavados y de color rojo violáceo, pasando a ser pálidos y duros cuando se vuelven crónicas.
- El fondo depende del estado en que se encuentre la úlcera, pero podemos decir que de forma más frecuente suele ser rojo por la congestión, aunque puede presentar un color amarillento si hay presencia de esfacelos y necrosis. También podemos encontrar secreción purulenta cuando existe una infección secundaria. Cuando se favorece su curación podremos observar abundante tejido de granulación.
- Tejido periulceroso debido a alteraciones cutáneas previas, como puede ser dermatitis ocre, atrofia blanca…

- Generalmente los pacientes que padecen dichas úlceras presentan un dolor moderado, aunque a veces el dolor puede convertirse en algo insoportable por la presencia de infección o de múltiples lesiones periulcerosas.
- Se localizan frecuentemente en el área supramaleolar interna, apareciendo excepcionalmente en el área paramaleolar media.
- Debemos destacar que en ocasiones pueden llegar a redondear toda la pierna, siendo raro que afecten a músculos o que alcancen la zona de los pies[3].

Al igual que las úlceras arteriales, las úlceras venosas también se pueden clasificar según grados o estadios.

- Grado I: considerado como la fase inicial. Podemos encontrar varices que afectan al arco plantar, zonas maleolares y tobillo. El paciente refiere sensación de pesadez y dolor al final de la jornada.

- Grado II:
    - Edema
    - Hiperpigmentación púrpura
    - Aumento del grosor de la extremidad, pudiendo llegar a elefantiasis.
    - Zona de piel blanquecina localizada en la zona peri maleolar.
    - Eczema de éxtasis, que ocasiona un intenso prurito. De forma frecuente existen pequeñas erosiones se transforman en úlceras debido a un rascado excesivo.
    - Tromboflebitis.
    - Hemorragias, siendo de gran importancia aquellas causadas por la rotura de venas muy dilatadas.

- Grado III:
    - Además de la clínica descrita anteriormente, encontramos ulceras abiertas, de comienzo súbito o insidioso.
    - Cicatriz ulcerosa[6].

3.3 ÚLCERAS NEUROPÁTICAS (PIE DIABÉTICO)

Las úlceras neuropáticas están causadas mayoritariamente por la Diabetes Melitus (DM), teniendo el resto de etiologías una prevalencia mínima[8], por lo que nos centraremos en el pie diabético.

El pie diabético es definido por la Sociedad Española de Angiología y cirugía vascular como "una alteración clínica, de base etiopatogénica neuropática, e inducida por una hiperglucemia mantenida, en la que con o sin coexistencia de isquemia, y previo desencadenante traumático, produce lesión y/o ulceración del pie", siendo esta patología más desarrollada en personas con DM tipo 2[9].

Como menciona el documento de consenso de la Conferencia Nacional sobre Úlceras de Extremidad Inferior (CONUEI), los factores desencadenantes inciden en gran medida sobre la vulnerabilidad causada por la neuropatía, dando lugar a la aparición de la lesión. Un traumatismo será siempre el desencadenante de la lesión, pero este puede ser intrínseco o extrínseco. El primero es provocado por alteraciones osteoarticulares del pie, como pueden ser dedos en garra, en martillo, Hallux valgus o artropatía de Charot; o bien debido a la limitación de la movilidad articular, que a su vez condiciona un aumento de la presión plantar originando callosidades, entendidas estas como lesiones preulcerosas. El traumatismo extrínseco acoge cualquier tipo de traumatismo químico, físico o térmico, que de forma puntual o continuada, no son percibidos y como consecuencia no evitados. Dentro de estos últimos se encuentra frecuentemente la utilización de un calzado inadecuado y errores en el cuidado de callosidades y uñas[10].

Dentro de las principales características de la úlcera neuropática en el pie diabético encontramos:

- Se sitúan principalmente en zonas de mayor apoyo o con deformidades.
- Suelen ser profundas y tunelizadas.
- Tamaño variable.
- Bordes generalmente hiperqueratósicos, con fisuras y grietas.
- Disminución de la sensibilidad superficial y profunda.
- Lecho de la herida con tendencia a la granulación.
- Piel periulceral con grietas y callosidades, edematosa.
- Elevado riesgo de infección de los tejidos blandos y óseo[8].

La escala más utilizada para valorar el grado de profundidad de las úlceras en el pie diabético es la escala de Wagner, la cual se puede observar en el *Anexo 3* [11].

Además, en el *Anexo 4* podemos encontrar una tabla que compara las características de las úlceras arteriales, venosas y neuropáticas.

3.4 ÚLCERAS POR ACCIÓN MECÁNICA (POR PRESIÓN)

Dentro de las úlceras por acción mecánica encontramos las úlceras por presión (UPP), la cual es definida por National Preassure Ulcer Advisory (NPUAP) y la European Pressure Ulcer Advisory Panle (EPUAP) como "una lesión localizada en la piel o en el tejido subyacente por lo general sobre una prominencia ósea, como resultado de la presión (incluyendo presión en combinación con la cizalla)".

La aparición de las UPP y su intensidad dependen generalmente de la magnitud, duración y dirección de las fuerzas de presión, así como de otros factores relacionados con el ambiente y con la persona. Una UPP se produce por una irrigación sanguínea de la zona insuficiente como consecuencia de la presión a la que es sometida.

La presión es comprendida como la cantidad de fuerza aplicada a una superficie dividida por la superficie en la que se aplica, por lo que una fuerza aplicada sobre un área pequeña producirá mayor presión que la misma fuerza aplicada sobre un área mayor. Principalmente podemos distinguir tres tipos de fuerza:

- Presión directa: fuerza ejercida ente la piel y las prominencias óseas de manera perpendicular.
- Fricción: fuerza ejercida paralelamente al individuo sobre un plano duro o de forma tangencial. Esta presión distorsiona la piel y tejidos blandos subyacentes, dando lugar a un desgarro interno de los tejidos.
- Cizallamiento: es aquella fuerza que combina la presión y la fricción[12,13].

Existen diversos factores que predisponen la aparición de UPP. Estos pueden ser intrínsecos o extrínsecos:

- Factores intrínsecos:
  - Trastornos neurológicos: pérdida sensitiva y motora.
  - Alteraciones nutricionales por defecto y por exceso.
  - Tratamiento con inmunosupresores.
  - Tratamiento con benzodiacepinas.
  - Trastornos de la aportación de oxígeno.
  - Espasticidad y contracturas articulares.
  - Edad mayor de 70 años.

- Factores extrínsecos:
  - Incontinencia urinaria o fecal.
  - Falta de higiene.
  - Inadecuadas condiciones de temperatura y humedad.
  - Superficies de apoyo inadecuadas.
  - Dispositivos diagnósticos o terapéuticos (equipo de ventilación mecánica, sonda, férula, etc.).
  - No realizar cambios posturales.
  - Formación inadecuada del cuidador.
  - Entorno social de riesgo[12].

Para poder valorar adecuadamente el riesgo de la aparición de UPP existen diversas escalas, siendo las más conocidas la escala Braden y la escala Norton[14,15].

La escala Braden (*Anexo 5*) se encuentra dirigida a la población hospitalizada y es un cuestionario heteroadministrado que consta de 6 ítems (percepción sensorial, humedad, actividad, movilidad, nutrición y fricción y desplazamiento). Cada ítem consta de una puntuación de 1 (menos deseable) a 4 (más deseable), exceptuando el último ítem que puntúa de 1 a 3. Una puntuación de 16 o menor indica un mayor riesgo de presentar úlceras por presión[14].

La escala Norton (*Anexo 6*) consiste en un cuestionario heteroadministrado que cuenta con 5 ítems (estado físico general, incontinencia, estado mental, actividad y movilidad), cuya puntuación oscila de 1 a 4 para cada uno. Un total de 14 puntos o inferior nos indica que el paciente tiene riesgo de presentar UPP y que por lo tanto deben realizarse medidas preventivas[15].

Por otro lado, podemos decir que en general las UPP se presentan con más frecuencia en ciertas zonas según la posición del individuo:

- Decúbito supino: zona occipital, escápulas, codos, sacro, coxis, talones y dedos de los pies.
- Decúbito lateral: pabellón auricular, acromion, costillas, trocánter, crestas iliacas, cóndilo, tibias, maléolos tibiales, dedos/lateral del pie.
- Decúbito prono: frente, pómulos, pabellón auricular, pechos, crestas iliacas, pubis, genitales (hombres), rodillas y dedos de los pies.
- Sedestación: occipital, escápulas, codos, sacro y tuberosidades isquiáticas, subglúteos, huecos poplíteos y talones.
- Sujeción mecánica y otros dispositivos: fosas nasales (sondajes), pabellón auricular (gafas nasales), muñecas y tobillos (con sujeciones)[13].

Al igual que en las úlceras anteriormente descritas, las úlceras por presión se pueden clasificar según sus características en diversos estadios:

- Estadio I:

  - Eritema cutáneo en piel íntegra, el cual no desaparece con la presión. Debemos destacar que en pieles oscuras pueden apreciarse tonos rojos, azules o morados.
  - Alteraciones en la temperatura de la piel (caliente o fría).
  - Edema o induración del tejido.
  - Sensaciones de dolor o escozor.

- Estadio II:

  - Pérdida parcial del grosor de la piel que puede afectar a la epidermis, a la dermis, o a ambas.
  - Úlcera superficial que tiene aspecto de ampolla, cráter superficial o de abrasión.
  - No presenta esfacelos o hematomas.

- Estadio III:

  - Pérdida total del grosor de la piel, que conlleva a lesión del tejido subcutáneo, pudiendo extenderse hasta la fascia muscular.

- Puede haber presencia de esfacelos.
- Profundas.
- Puede presentar necrosis, lesiones con cavernas, tunelizaciones o trayectos sinuosos.

- Estadio IV:

  - Pérdida total del grosor de la piel con destrucción extensa, lesión en músculo y hueso, además de estructuras de sostén (cápsula articular, tendones…)
  - Puede presentar necrosis, lesiones con cavernas, tunelizaciones o trayectos sinuosos.
  - La profundidad varía según la localización anatómica.
  - El hueso o músculo expuesto es visible o palpable.
  - Pueden presentar osteomielitis u osteítis[12,13].

3.5 ÚLCERAS POR INFECCIÓN

Dentro de esta clasificación podemos encontrar aquellas úlceras que son provocadas por alguna infección. Nosotros tratamos en esta guía la tuberculosis cutánea y la lepra.

3.5.1 TUBERCULOSIS CUTÁNEA

La tuberculosis cutánea es una forma de tuberculosis extrapulmonar, causada por el Mycobacterium tuberculosis o bacilo de Koch[16,17].

Como bien mencionan los autores del artículo "Espectro clínico de tuberculosis cutánea", un tercio de la población mundial puede estar infectada. Una persona con tuberculosis cutánea activa sin tratamiento puede llegar a contagiar a una media de 10 a 15 personas por año[17].

La infección estará determinada por la vía de inoculación, la virulencia de la cepa infectante, el estado de sensibilización previa del individuo y el grado de inmunidad del mismo, siendo este último el factor más importante que va a definir el tipo de infección cutánea[18].

La infección cutánea y subcutánea puede desarrollarse por tres vías:

- Inoculación directa (chancro primario, tuberculosis cutánea, verrugosa u orificial).
- Diseminación hematógena desde un foco interno (lupus vulgar, tuberculosis miliar, goma tuberculosos).
- Extensión desde un ganglio afectado (escrofuloderma).

Se puede clasificar atendiendo a diversos criterios, pero la clasificación más aceptada es la siguiente:
- Tuberculosis cutáneas típicas: aquellas que cumplen con los postulados de Koch; posibilidad de demostración bacilar en frotis, cultivo e histopatología definida.
- Tuberculosis cutáneas atípicas: No cumplen con los postulados de Koch[16].

A continuación desarrollamos algunos tipos de lesiones que pueden dar lugar a la aparición de una úlcera:

a) Chancro tuberculoso

Es producido por una inoculación del germen en la piel en un individuo no infectado previamente de tuberculosis cutánea. Las lesiones aparecen entre dos y cuatro semanas después de la inoculación, dando lugar a la formación de una pápula no dolorosa, de color pardo rojizo que luego se ulcera, siendo esta poco profunda, con bordes poco definidos, de base indurada, con fondo granular o hemorrágico, con abscesos miliares o cubierta de tejido necrótico.

b) Miliar diseminada

Esta forma clínica es infrecuente y el foco inicial puede ser meníngeo o pulmonar, presentándose por invasión bacilar hematógena. El individuo afectado tiene sus defensas disminuidas y el test de la tuberculina es negativo.

Afecta principalmente a lactantes y niños pequeños, pudiendo presentar lesiones en cualquier parte del cuerpo. Estas lesiones son máculas o pápulas, costras, vesículas o lesiones hemorrágicas, las cuales pueden llegar a ulcerarse.

c) Lupus vulgar

El lupus vulgar se produce por vía exógena en el lugar de la vacunación o la primoinfección cutánea, o bien desde la vía linfática o hemática desde otro foco.

Es una afectación crónica que se desarrolla en mujeres y que presenta una evolución lenta que no cura de forma espontánea. Puede aparecer en nariz, mejillas, labios, pabellón auricular y puede llegar a extenderse a zonas adyacentes. Al igual que las formas clínicas anteriores pueden evolucionar a úlceras.

d) Escrofuloderma

Es una tuberculosis cutánea que provoca abscesos y destrucción de la piel circundante. Es la forma más frecuente en nuestro medio.

Es resultado de la invasión de la piel, por vía hemática o linfática desde un proceso tuberculoso en ganglios linfáticos, articulaciones, huesos o epidídimo.

Podemos observar nódulos subcutáneos indurados y móviles que se agrandan y terminan abriéndose, saliendo un material purulento y dejando paso a úlceras con fondo granulado[16].

3.5.2 LEPRA

La OMS define a la lepra como una enfermedad infecciosa crónica causada por el bacilo Mycobacterium leprae, un bacilo de multiplicación lenta y acidorresistente, que afecta principalmente a la piel, nervios periféricos, mucosa de las vías respiratorias altas y ojos[19].

Según Hermosillo Sonora, la lepra no es muy contagiosa aunque da lugar a la aparición de úlceras cutáneas claras con disminución de la sensibilidad al tacto, calor o dolor, daño neurológico y debilidad muscular, cabiendo destacar que es curable y se puede evitar la incapacidad si se detecta a tiempo[20].

4 CUIDADOS

Los cuidados enfermeros son una pieza clave para la adecuada recuperación de una persona que presenta úlceras en miembros inferiores. Sin unos cuidados adecuados, estas úlceras pueden empeorar en gran medida, llegando incluso a ser necesaria una amputación.

A continuación vamos a desarrollar cada uno de los puntos que acoge el cuidado enfermero, siempre desde una perspectiva humanista, en la que entendemos al ser humano como un ser biopsicosocial.

4.1 VALORACIÓN

Para realizar una óptima valoración, es preciso realizar una valoración integral de la persona, preferentemente contando con un equipo multidisciplinar que sea capaz de manejar cada aspecto del paciente y por tanto tratarlo en su globalidad.

La valoración integral acoge los siguientes puntos:

a) Historia clínica, con examen físico completo, siempre prestando especial atención a los factores de riesgo y enfermedades que influyen en el proceso de cicatrización.

- Un elemento imprescindible es la <u>anamnesis</u>, la cual nos va a permitir recabar información importante sobre la persona: antecedentes familiares, personales, enfermedad actual, patologías crónicas, medicación habitual, hábitos, etc.
- Por otro lado, se deberá de realizar una <u>exploración física</u> exhaustiva, valorando la lesión, teniendo en cuenta su localización, tamaño, forma, características de los bordes y de la base de la úlcera, existencia de secreciones, etc.
- Además, se evaluarán los <u>pulsos</u> de miembros inferiores (pulso femoral, poplíteo, tibial posterior y pedio), los cuales se clasificarán como ausentes, disminuidos o normales. A su vez se examinará la piel de forma rutinaria, valorando la coloración, la sensibilidad y el relleno

capilar.
- También debemos valorar los <u>anejos cutáneos</u> de los pies, observando la fragilidad de las uñas, el aumento del tiempo en crecer y la ausencia de bello en los pies.
- Por último, debemos valorar el <u>dolor</u>, aspecto muy importante que no debe pasar desapercibido por parte de los profesionales de la salud, ya que puede provocar grandes cambios en la vida de la persona.

b) Valoración nutricional de manera periódica, asegurándonos que la persona sigue una dieta adecuada, e introducir suplementos si fuera preciso, siendo estos siempre compatibles con las características de la persona y teniendo en cuenta sus preferencias.

c) Valoración de los aspectos psicosociales, formas de afrontamiento y adaptación de la persona a la situación de salud que está atravesando.

d) Valoración del entorno de cuidados, identificando a la persona cuidadora principal, valorando actitudes, habilidades, conocimientos, medios materiales y de apoyo social[4,12,21].

Cabe destacar que para realizar una adecuada valoración de todos los aspectos de la persona no podemos guiar por el patrón de las 14 necesidades de Virginia Hederson, los cuales son[22]:

- Respirar normalmente

Justificación: la función respiratoria es esencial para la vida.
Pretende: describir y conocer la función respiratoria de la persona.
Incluye: la valoración del patrón respiratorio, aspectos ambientales con influencia de la respiración y conocimientos de la persona sobre la respiración.

- Comer y Beber adecuadamente

Justificación: los líquidos y nutrientes que necesita nuestro cuerpo los incorporamos gracias a la alimentación.
Pretende: comprender la capacidad del individuo respecto a la nutrición e hidratación de la persona, teniendo siempre presente sus requerimientos nutricionales.
Incluye: la valoración del patrón de consumo de alimentos y líquidos, medidas antropométricas y aspectos psicológicos de la alimentación.

- Eliminación

Justificación: para el correcto funcionamiento del organismo es necesario eliminar los productos de desecho.
Pretende: conocer la efectividad de la función excretora del individuo.
Incluye: patrón de eliminación fecal y urinaria, eliminación a través de la piel, eliminación pulmonar y menstruación.

- Moverse y mantener posturas adecuadas

Justificación: la capacidad del individuo para moverse va a dictar en gran medida su capacidad para realizar las actividades de la vida diaria por sí misma.

Pretende: comprender qué actividades y ejercicios realiza el individuo.

Incluye: actividades de la vida diaria, actividad física y limitaciones y deformidades corporales.

- Dormir

Justificación: el descanso ejerce una función reparadora imprescindible para el organismo, contribuyendo a la salud física y psicológica.

Pretende: valorar la efectividad del sueño y reposo habitual del individuo.

Incluye: hábitos de sueño y reposo, problemas para conciliar el sueño y dificultades para el reposo.

- Vestirse y Desvestirse

Justificación: la ropa además de ser un mecanismo protector contra el frío y el calor, puede representar la personalidad de la persona.

Pretende: conocer la idoneidad de tipo de ropa.

Incluye: capacidad física para vestirse, limpieza de ropa, elección personal de prendas.

- Temperatura corporal

Justificación: la temperatura del cuerpo necesita mantenerse dentro de un rango para el correcto funcionamiento del organismo.

Pretende: valorar la temperatura corporal.

Incluye: temperatura corporal, condiciones ambientales.

- Higiene corporal

Justificación: el grado de higiene corporal de la persona puede ser un sigo del estado de salud.

Pretende: conocer la higiene de la persona.

Incluye. Hábitos higiénicos, capacidad física para la higiene.

- Evitar peligros ambientales y evitar lesiones

Justificación: para evitar numerosos accidentes que pueden poner en peligro la salud de las personas, es necesario un correcto aprendizaje de mecanismos de prevención.

Pretende: valorar las habilidades y conocimientos de las personas sobre la prevención de accidentes, quemaduras, caídas…

Incluye: conocimientos sobre medidas de prevención, desarrollo de dichas medidas y ejecución de actuaciones de riesgo.

- Comunicación

Justificación: para una vida saludable es imprescindible la comunicación, expresar pensamientos, sentimientos y emociones, interaccionando con el resto de personas y con su entorno.

Pretende: saber la efectividad de la interacción social de la persona.

Incluye. Relaciones familiares y de pareja, relaciones de pareja, equilibrio soledadinteracción social, estado de los órganos de los sentidos, capacidad de expresión.

- Valores y creencias

Justificación: los valores y creencias de las personas juegan un papel muy importante en sus decisiones.

Pretende: conocer los hábitos del individuo en relación a sus creencias, valores y cultura, para valorar la influencia de estos en su salud.

Incluye: sentido de su vida, actitud ante la muerte y conflicto con los valores/creencias.

- Realización personal

Justificación: la sociedad suele relacionar la inactividad con inutilidad, las personas se sienten realizadas y satisfechas cuando tienen productividad.

Pretende: saber la efectividad del desarrollo de la actividad laboral de la persona.

Incluye: autoestima y autoimagen, posición de la persona dentro de su grupo, rol laboral, problemas/conflictos laborales.

- Participar en actividades recreativas

Justificación: las actividades recreativas mejoran la salud física y mental de las personas.

Pretende: conocer las aficiones y actividades de la persona.

Incluye: tiempo dedicado a actividades recreativas, tipo de actividades recreativas.

- Aprender

Justificación: la salud de las personas puede verse influencia por los conocimientos de estas sobre la salud.

Pretende: saber las habilidades y conocimientos de la persona sobre las actividades beneficiosas para la salud.

Incluye: conocimientos de la persona, capacidades de la persona y limitaciones de aprendizaje[23].

4.2 TRATAMIENTO
4.2.1 ÚLCERAS ARTERIALES

La aparición de una úlcera isquémica es ya de por sí un signo de mal pronóstico e indicativo de una patología arterial obstructiva en fase avanzada (Estadío IV de la clasificación de Fontaine, reflejado en el apartado 3.1 de esta guía)[3].

- **MEDIDAS GENERALES**
- Mejorar en lo posible el estado general del paciente controlando sus patologías de base o crónicas como la diabetes y la hipertensión arterial.
- Tratar activamente el dolor.
- Evitar prendas ajustadas por debajo de la cintura.
- Favorecer el reposo de la pierna afectada.
- Evitar colgar el miembro afectado cuando esté en reposo de manera que no se produzca edema de este.
- Proteger la úlcera del medio externo y de los traumatismos, eliminando

vendajes compresivos y esparadrapos directos sobre la piel.
- Elevar unos 15° el cabecero de la cama.
- Dieta adecuada y sin sal.
- Ayudar y apoyar el abandono del hábito tabáquico.
- Ejercicio físico pero supervisado. Ideal caminar diariamente.
- No andar descalzo. Cuidado exhaustivo de los pies.
- Administrar medicación vasodilatadora prescrita[3].

- TRATAMIENTO FARMACOLÓGICO

Son varios los medicamentos empleados en los pacientes que sufren la Enfermedad Arterial Periférica (EAP) con el objetivo de prevenir la claudicación del miembro afectado y aumentar el riego de este, así como evitar en lo posible la aparición de eventos cardiovasculares. Podemos destacar:
- Los inhibidores de la enzima de conversión de la angiotensina para el control de la hipertensión arterial. El Ramipril reduce un 25% el número de eventos cardiovasculares mayores.
- Las estatinas y en especial las de mayor potencia como la Simvastatina y la Atorvastatina tienen la mejor evidencia del efecto beneficioso en la EAP.
- Los antiagregantes plaquetarios como el ácido acetilsalicílico y el clopidrogrel en combinación parecen tener un mayor efecto en la reducción de eventos cardiovasculares secundarios.
- En el tratamiento de la claudicación intermitente será la Pentoxifilina y el Cilostazol los dos medicamentos utilizados[3].

- TRATAMIENTO QUIRÚRGICO

La indicación de tratamiento quirúrgico (convencional o endovascular) de la EAP dependerá sobre todo de la valoración conjunta de dos aspectos fundamentales como son la situación clínica del paciente y el territorio que necesita revascularización.

El paciente en estadios avanzados de isquemia (grado III y IV de la clasificación de Fontaine) serán los candidatos claros a la revascularización debido a su elevado riesgo de amputación.

Como resumen, existen una serie de técnicas quirúrgicas de revascularización:

A) Revascularización aortoilíaca (suprainguinal)
- Cirugía de revascularización: la afectación difusa y extensa se trata de forma óptima mediante implante de una prótesis unifemoral o bifemoral según sea el caso.
- Angioplastia/endoprótesis, que proporciona sus mejores resultados en lesiones cortas, preferentemente estenosis no calcificadas de la arteria ilíaca común.

B) Revascularización infrainguinal
- Cirugía de revascularización: es la técnica de elección en la enfermedad

extensa femoropoplítea y distal.
- Cirugía endovascular en sus diferentes métodos, como la angioplastia simple, la angioplastia subintimal, la implantación de endoprotesis, la aterotomía, el láser, etc. En general, las lesiones cortas inferiores a 10 cm, preferentemente con estenosis, son las más adecuadas para el tratamiento endovascular.

Ante necrosis ya instauradas y posterior revascularización de la zona o fracaso de los tratamientos quirúrgicos anteriores, se tendrá que proceder a la limpieza de la úlcera si se ha conseguido una revascularización aceptable o a la resección o amputación de zonas no viables cuando dicha revascularización no ha sido posible. Los tipos de amputaciones son: transfalángica, transmetatarsiana, en guillotina supramaleolar, infracondílea y supracondílea.

En los pacientes en los que se realiza una intervención quirúrgica abierta o endovascular debe mantenerse un programa de antiagregación indefinida y debe iniciarse previamente a la intervención[3].

- MEDIDAS LOCALES

El objetivo es mantener la úlcera en las mejores condiciones antes de que el paciente reciba el tratamiento médico-quirúrgico que necesite en su situación.

a) Procurar un ambiente cómodo y agradable.
b) Explicar al paciente las medidas a tomar.
c) Humedecer la zona con suero fisiológico, agua destilada o agua potable hervida y enfriada.
d) Aplicar una presión de lavado (1-4 Kg/cm2) sobre la herida que garantice el arrastre de los detritus producidos por las bacterias y restos de la curas anteriores sin lesionar el tejido sano (usar para ello jeringa de 20 cc y una aguja de catéter de 0,9 mm de diámetro)
e) Posteriormente secar cuidadosamente la herida y la piel circundante.
f) Los antisépticos son productos citotóxicos que lesionan el tejido sano y retrasan la cicatrización. Además, se han descrito en su uso reiterado problemas sistémicos por su absorción.
g) En lesiones isquémicas es mejor mantener un ambiente seco, y se ha de evitar el desbridamiento cortante ya que las posibilidades de necrosis húmeda y, por tanto, de sepsis y necesidad de amputación aumentarían. Una vez que sean revascularizadas con éxito comenzaremos su desbridamiento.
h) Si se sospecha infección es recomendable realizar cultivo y antibiograma, será recomendable el uso de antibióticos sistémicos cuando exista diseminación de la infección (celulitis, sepsis, osteomielitis, linfangitis). Los antibióticos de amplio espectro se pueden ajustar cuando se conocen los microorganismos causales y se disponen de los resultados del antibiograma.
i) No usar apósitos oclusivos en este tipo de úlceras.
j) Debemos cuidar la piel perilesional manteniéndola limpia e hidratada, y valorando la utilización de un producto barrera no irritante para su protección. La utilización de apósitos de tul no adherentes compuestos de

silicona evitan la adherencia al lecho lesional respetando las zonas colindantes ya epitelizadas.
k) No usar vendajes compresivos antes de la revascularización. Quizás con toda seguridad más adelante tendremos que utilizarlos para prevenir el edema posquirúrgico.
l) Manejo del exudado. Elegiremos el apósito más adecuado después que no se indique la cura seca. Tras la revascularización, la cura en ambiente húmedo ha demostrado mayor efectividad clínica y rentabilidad que la cura tradicional con gasas. Se tratará con productos que promuevan la cura ambiente húmedo (CAH), como son: enzimas, películas, hidrogeles, espumas de alginato, hidrofibras de hidrocoloides, apósitos de plata y otros que mantengan un ambiente aséptico y que favorezcan la cicatrización. El objetivo será mantener la herida limpia de tejido desvitalizado, proteger la piel circundante de la maceración y estimular el crecimiento de tejido de granulación.
m) En función de la fase evolutiva en que se encuentre la lesión, la frecuencia de las curas pueden realizarse cada 24 horas cuando precise desbridamiento y exista infección, o cada 48-72 horas cuando existe tejido de granulación y en función de varios aspectos: lecho de la herida, de la piel perilesional, del dolor, del exudado, de la carga bacteriana...etc. En la última fase de epitelización se podrán realizar cada 72-96 horas en función de los aspectos antes mencionados[4,6,24].

4.2.2 ÚLCERAS VENOSAS

El tratamiento de una úlcera vascular es con frecuencia prolongado y en muchos casos resulta difícil establecer su evolución. No existe un tratamiento único eficaz, por lo que debe ser individualizado[25,26].

Los objetivos del tratamiento van dirigidos a favorecer la cicatrización. En este sentido, hay que tratar los factores predisponentes (isquemia arterial, insuficiencia venosa, diabetes) evitar el factor desencadenante (traumatismos, roces...) y prevenir el factor agravante.

En el ámbito de la Atención Primaria hay que destacar el importante papel del personal de enfermería, tanto en el control como en el seguimiento de los pacientes[25].

- MEDIDAS GENERALES

- Tratar los factores de riesgo y/o enfermedades coexistentes. La anemia, diabetes, dislipemias, obesidad, insuficiencia cardiaca y cualquier tipo de infección favorecen la mala evolución de este tipo de úlceras.
- Tratar el dolor si existe.
- Tratamiento quirúrgico si es necesario: ligadura y extirpación de las venas varicosas, safenectomía interna o externa según sea el caso, valvuloplastia, etc.
- Uso de vendaje compresivo. Es muy importante la compresión elástica aún con úlceras activas para favorecer el retorno venoso y evitar edemas de los

miembros.
- Educación sobre hábitos higiénicos saludables. Evitar tabaco, sedentarismo, malnutrición y sal.
- Cuidado de las extremidades inferiores:
- Hidratación de las zonas no ulceradas.
- Realizar ejercicios moderados que activen el drenaje venoso de las piernas, sobre todo andar.
- Evitar estar mucho tiempo de pie.
- No cruzar las piernas cuando estamos sentados.
- Uso de ropa adecuada, evitar ligas, cinturones…
- Descanso con piernas elevadas, cama elevada 15 cm. por la zona inferior. El reposo en cama es beneficioso en casos de edemas importantes.
- Terapia compresiva, con presión entre 30 a 50 mm de Hg, para prevenir edema y mejorar el efecto de la bomba muscular.
- Hacer reposo varias horas al día con miembros inferiores elevados.
- Baño de las piernas alternando agua fría y caliente terminando con la fría.
- Evitar exposiciones de calor en los miembros.
- Evitar estreñimiento.
- Reducir el peso corporal[3,6,26].

- TRATAMIENTO FARMACOLÓGICO

No se han demostrado eficaces los fármacos flebotónicos en la curación de úlceras venosas. El único que ha evidenciado efectos beneficiosos en la curación de la ulceras vasculares es la Pentoxifilina 800 mg. cada 8 horas. En un meta análisis (revisión Cochrane) efectuado por Juil et Al, se identifican tres tipos de pacientes que son los que en mayor medida pueden beneficiarse del tratamiento con Pentoxifilina: pacientes con úlceras vasculares resistentes al tratamiento con medidas físicas, pacientes con lesiones ulcerosas mayores de 5 cm2 y pacientes intolerantes al vendaje compresivo. Las restantes opciones de tratamiento farmacológico dependerán de la situación de base del paciente (HTA, diabetes, anemia…)[3].

En cuanto al uso de Flavonoides para el tratamiento de la úlcera venosa de pierna, aunque hay ensayos que muestran que su uso puede ayudar a la cicatrización, en revisiones sistemáticas no se han podido establecer conclusiones sólidas que permitan recomendar su uso generalizado.

Otros tratamientos como el láser, ultrasonidos, oxígeno hiperbárico, factores de crecimiento tópicos, electroterapia, o terapia electromagnética han demostrado prometedores resultados en algunos estudios, sin embargo, cabe esperar una investigación más rigurosa en este sentido para confirmar su eficacia[27].

Respecto al uso de antibióticos, podemos referir que sólo cuando hay evidencias de infección como en el caso de una celulitis, se debe iniciar antibioterapia sistémica. En este sentido, los que han demostrado mejores resultados son la cefalexima, clindamicina, amoxicilina más ácido clavulánico o las fluoroquinolonas como el ciprofloxacino o el ofloxacino[3].

- **MEDIDAS LOCALES**

En cuanto al manejo de las úlceras venosas, los dos principios generales son mantener el fondo de la úlcera limpio y utilizar medidas de compresión para reducir la hipertensión venosa.

La personalización de los cuidados con asignación de una única enfermera como referente de los cuidados disminuirá la variabilidad de tratamientos, implica además responsabilidad y compromiso profesional que mejora la adherencia del paciente al tratamiento aplicado, humanizando casi con toda seguridad la práctica asistencial. Las medidas más interesantes serán:

a) Administrar analgésicos previamente a la realización de la cura si esta fuera dolorosa. Toda cura deberá procurar el máximo confort del paciente.
b) Establecer un diagnóstico diferencial entre los distintos tipos de úlcera vasculares, ya que el tratamiento difiere si su etiología es venosa o arterial.
c) No existe un tratamiento único efectivo para la cura de las úlceras venosas. El tratamiento elegido debe mantenerse durante dos o tres semanas para valorar su evolución.
d) Retirar con suavidad los vendajes
e) Limpieza de la úlcera con suero fisiológico, eliminando restos de exudado.
f) Promover la eliminación de tejido necrótico con desbridamiento quirúrgico, enzimático o autolítico.
g) Si hay signos de infección, tomar cultivo, suministrar antibióticos sistémicos y cambiar el apósito con regularidad hasta la desaparición de los signos clínicos infección. No usar cura oclusiva, una buena medida sería aplicar apósitos bactericidas con plata.
h) En caso de exudado, usar apósitos absorbentes como los de alginato cálcico, los de hidrofibra de hidrocoloides o la malla de carbón activado y plata, y si es posible la cura con apósitos semioclusivos aplicaremos el adecuado dentro de la gama de apósitos hidroactivos (hidrocoloides, espumas, etc.) al nivel de exudado, vigilando posibles signos de maceración local. No usar apósitos adhesivos si la piel perilesional está afectada.
i) Una vez que el lecho de la úlcera presente tejido sano, usar apósito hidrocoloide o espuma polimérica y cambiarlo regularmente si es necesario.
j) Procurar la higiene y protección de la piel perilesional y zonas atróficas usando emulsiones cutáneas hidratantes.
k) No abusar de productos sensibilizantes como corticoides tópicos, aunque en caso de eccemas amplios pueden ser necesarios usarlos durante algún tiempo. El prurito debe ser tratado de forma sistémica para evitar rascado.
l) Aplicaremos un corticoide potente ante la aparición de eccema de contacto alérgico e irritativo que se haya producido bien por la propia secreción de la úlcera o bien por la utilización de algún producto aplicado sobre la herida.
m) Tratar y más importante si cabe evitar el edema.
n) El lavado de la pierna afectada puede hacerse coincidir con la ducha del paciente, utilizando agua y jabón neutro, mejorando su confort[27].

- TERAPIA COMPRESIVA

A través de una serie de medidas compresivas intentaremos favorecer el retorno venoso para que el proceso de cicatrización se optimice. La terapia compresiva permite que el recorrido de los líquidos sea centrípeto desde la zona distal a la proximal.

Es imprescindible previamente realizar la medición del índice tobillo/brazo (ITB), y que este sea mayor a 0.8 nos dará la seguridad de no haber compromiso arterial.

El éxito del tratamiento de las úlceras venosas ocurre por la reabsorción del edema de las extremidades inferiores. La compresión del miembro, siempre que no exista insuficiencia arterial, será una de las medidas más eficaces.

Las medidas de terapia compresiva pueden realizarse utilizando:

- Vendajes: Vendajes de baja elasticidad (Short stretch), Vendajes elásticos (Long stretch) o Vendajes multicapas. Todos ellos darán una presión adaptada a las características de la pierna y aumentarán la acción de la bomba muscular ante el movimiento del miembro afectado.
- Medias elásticas terapéuticas: La presión es constante y está controlada e individualizada por la medición del miembro afectado en la ortopedia, especialmente usada en la insuficiencia venosa crónica. Pueden tener diferentes medidas (cortas y largas o panty) o acción (en movimiento o en reposo).
- Compresión neumática: Controlaremos con total medida la presión a ejercer en cada momento[3].

4.2.3 ÚLCERAS NEUROPÁTICAS (PIE DIABÉTICO)

La úlcera es la complicación más característica del pie diabético. Como hemos visto en el apartado 3.3, estas úlceras se desarrollan por una serie de factores desencadenantes, siendo el traumatismo el más común, junto con otros agravantes entre los que destacan la isquemia, la neuropatía y la infección. En la valoración del paciente se debe identificar la causa subyacente de la úlcera del pie diabético para corregirla y eliminarla en la medida de lo posible. Por ello, debemos tener en cuenta una serie de consideraciones como son:

- La revascularización arterial si existe isquemia es fundamental para la curación de la úlcera, de ahí que todos los pacientes con isquemia crítica de los miembros sean derivados para contemplar la posibilidad de una revascularización arterial[28].

En los pacientes diabéticos con úlcera en la extremidad inferior debe realizarse la exploración vascular, que incluya valoraciones objetivas, para descartar la presencia de isquemia asociada. En presencia de dicha afectación isquémica, la úlcera deberá ser tratada como una úlcera isquémica y no neuropática. Igualmente, en todo paciente DM de más de 50 años de edad o más joven, pero con múltiples factores de riesgo vascular, se deberá realizar una exploración vascular e I T/B, repitiéndose anualmente[10].

- Es imprescindible conseguir un control óptimo de glucemias, HTA, dislipemia y abandono del tabaco, insistiendo en el tratamiento del déficit nutricional.
- Deben abordarse las causas físicas del traumatismo, examinando el pie y el calzado para detectar cualquier objeto o cuerpo extraño que pudiera ocasionar algún daño en el pie.
- Las infecciones de los pies son generalmente por hongos debido a falta de higiene, humedad constante de los pies, por contagio, etc.
- La maceración de los espacios interdigitales suele darse entre el cuarto y el quinto dedo.
- Pueden darse alteraciones óseas en los pies debido a malformaciones y/o condicionada por la neuropatía motriz.
- Existe una disminución de la flexibilidad de la piel y el consecuente incremento del riesgo del deterioro de la misma.
- Existe una disminución de la sensibilidad y con ello la disminución de la percepción dolorosa[28].

- TRATAMIENTO FARMACOLÓGICO

Irá enfocado al control del dolor, explicado en el apartado 6. También pueden ser usados los antibióticos tópicos, orales o intravenosos en casos de infección y bajo prescripción médica[28].

- MEDIDAS LOCALES

La European Wound Management Association (EWMA) afirma que, en el cuidado de las úlceras de pie diabético, debe hacerse hincapié en un desbridamiento radical y repetido, en una inspección frecuente y en el control bacteriano, así como en el equilibrio de la humedad para evitar la maceración. Su documento de posición acerca de la preparación del lecho de la herida sugiere el siguiente esquema, denominado TIME, para el tratamiento de Úlceras de Pie Diabético (UPD):

- T: Desbridamiento de Tejido (Tissue debridement)
- I: Control de la Inflamación y de la Infección (Inflammation and infection control)
- M: Equilibrio de la humedad (selección del apósito) (Moisture balance)
- E: Avance de los bordes epiteliales (Epithelial edge advancement)[28].

Con el esquema TIME, se puede apreciar que la máxima prioridad es lograr un equilibrio de la humedad. Aunque el tratamiento de los tejidos y el control de la infección no suelen presentar problemas, debe prestarse especial atención a estos componentes y en caso de que aparezcan problemas con la cicatrización será necesario aplicar terapias avanzadas[10].

Siguiendo la clasificación de Wagner para establecer criterios de derivación y tratamiento: Grados 0, 1 y 2 pueden ser tratados ambulatoriamente, y grados 3, 4 y 5 habría que ingresar al paciente en un centro hospitalario, consultando con un equipo para evaluar flujo, infección, apoyo y tratamiento local. El abordaje local de la lesión según la severidad será:

- Grado 0 (Sin úlcera, pie de riesgo):
  o Existencia de hiperqueratosis o grieta que se resolverá con crema hidratante a base de lanolina o urea después de su lavado y correcto secado. La vaselina salicílica al 10% y la piedra pómez son recomendables para eliminar durezas. Es recomendable visitar al podólogo con regularidad para su retirada.
  o Valorar la posibilidad de prótesis de silicona o plantillas y preferentemente cirugía ortopédica.
  o La uña encarnada no se debe cortar nunca, solo limarlas, usando un calzado que no comprima los dedos. Si aparecen con frecuencia su tratamiento será quirúrgico.
  o Usar antimicóticos tópicos si aparece micosis o pie de atleta, evitando además la humedad del pie[28].

- Grado 1 (Úlcera superficial, sin infección clínica):
  o Analgésicos si existe dolor.
  o Reposo absoluto del pie afectado.
  o Limpieza diaria con suero fisiológico y mantener medio húmedo.
  o Valorar la lesión cada 2-3 días.
  o Para aplicar sobre la úlcera podemos elegir entre soluciones antisépticas, los factores de crecimiento derivados de las plaquetas o los productos con colágeno.

- Grado 2 (Úlcera profunda, posible infección):
  o Analgésicos o antipiréticos si existe dolor o fiebre.
  o Reposo absoluto del pie lesionado.
  o Sospechar la posible existencia de infección que se evidenciará por los signos locales de celulitis, linfangitis, crepitación, afectación ósea, exudado purulento, fetidez, fistulas, gangrenas, etc.
  o Desbridamiento quirúrgico que elimine los tejidos necróticos y la hiperqueratosis que cubren a la úlcera.
  o Los esfacelos que cubren la herida los trataremos con enzimas proteolíticas o los hidrogeles.
  o Los signos de infección podrán ser erradicados tópicamente con sulfadiacina de plata o determinados apósitos con plata y en lesiones muy exudativas el uso de productos absorbentes tales como los de hidrofibras de hidrocoloide y los alginatos.
  o Tratamiento antibiótico sistémico siempre tras los resultados de una muestra para cultivo y antibiograma.
  o Hacer radiografía si se sospecha osteomielitis y mala evolución.
  o Curas cada 24-48 horas.

- Grado 3 (Celulitis, absceso, osteomielitis o signos de sepsis):
    o Hospitalización del paciente de forma urgente para desbridamiento quirúrgico y tratamiento con antibióticos vía parenteral.
    o Analgésicos o antipiréticos si existe dolor o fiebre.
    o Antimicrobianos de amplio espectro.

- Grado 4 (Gangrena de uno o varios dedos del pie):
    o Hospitalización del paciente para estudiar circulación periférica y valorar tratamiento quirúrgico (bypass, angioplastia, amputación).
    o Analgésicos o antipiréticos si existe dolor o fiebre.
    o Antimicrobianos de amplio espectro

- Grado 5 (Gangrena extensa del pie):
    o El paciente será hospitalizado para amputación[11].

4.2.4 ÚLCERAS POR ACCIÓN MECÁNICA (POR PRESIÓN)

Como siempre, es necesario tener una visión integral del paciente con UPP, no centrándonos solamente en la herida. De tal manera que nuestros objetivos irán encaminados a: optimizar al entorno para que se cure por segunda intención, preparar para la intervención quirúrgica según lo indique el estado clínico del paciente, o mantener confort en el paciente cuando la curación no es la prioridad[24].

- **MEDIDAS GENERALES**

Todo tratamiento de estas lesiones no puede dejar atrás una serie de consideraciones previas que siente las bases del éxito de los cuidados:
- El paciente, como decíamos anteriormente, será contemplado de forma integral conociendo su estado general (no olvidar su estado emocional y mental), en qué situación se encuentra la lesión y qué cuidados se han aplicado hasta el momento.
- Comenzar con un plan de alivio de la presión sobre toda la superficie corporal, especialmente sobre los tejidos mortificados. Como primera opción insistiremos en los cambios posturales.
- No debemos olvidar que tienen mayor riesgo de presentar nuevas úlceras por presión aquellos que ya tienen alguna instaurada o que en alguna ocasión la hayan desarrollado; la prevención es el mejor tratamiento[29].

- **MEDIDAS LOCALES**

El tratamiento local dependerá de la valoración previa de la lesión que nos aportará en qué estadio se encuentra y otros aspectos importantes como tipo de tejido existente, presencia o no de infección o esperanza de vida del paciente.

- Úlceras en Estadio I.

a) Aliviaremos la presión de la zona afectada de tal manera que evitaremos la anoxia y/o isquemia tisular. Así, será posible la revitalización de la zona, no progresando a la instauración de la úlcera y favoreciendo la curación de las ya producidas. Toda superficie que disminuya la presión, el rozamiento y la humedad, disminuirá el riesgo de aparición de úlceras, y son conocidas como Superficies Especiales para el Manejo de la Presión (SEMP).

b) Aplicación de ácidos grasos hiperoxigenados que mejoran la tonicidad y elasticidad cutánea, minimizando además la anoxia tisular.

c) Será efectivo el uso de apósitos protectores que no afecten a la piel de alrededor de la lesión. Estos pueden dar la opción de valorar la progresión de la úlcera disminuyendo la presión y la fricción[24].

- Úlceras en Estadio II, III, IV.

a) La aparición de la escara negra o amarilla nos indicará el grado en que se encuentra y nos guiará hacia el desbridamiento a realizar, ya que todo tejido necrótico favorece la infección y retrasa o impide la cicatrización. Entre los tipos de desbridamientos indicados para las UPP (como veremos en el apartado 4.3) tenemos: quirúrgico, enzimático, autolítico y mixto.

b) Limpieza de la úlcera una vez desbridada. Como norma general, la limpiaremos con suero fisiológico o agua destilada o potable hervida, con una presión de lavado que garantice el arrastre de los restos desvitalizados (presión de 1-4 kg/cm2 con jeringa de 20 cc y aguja de calibre 0.9 mm).

c) Los antisépticos tópicos no deben utilizarse por ser citotóxicos para los tejidos nuevos, salvo en algunos casos que queramos extremar las medidas de asepsia en la piel circundante, siempre que esté integra.

d) La cura en ambiente húmedo ha demostrado mayor efectividad clínica y rentabilidad que la cura tradicional. No existen diferencias en la efectividad clínica (cicatrización) de un tipo de productos de tratamiento en ambiente húmedo sobre los otros, por tanto, para su selección tendremos que tener en cuenta factores como: el tipo de tejido, el exudado, la localización, la piel perilesional y el tiempo del cuidador.

e) Las lesiones en estadio profundas, tunelizadas o cavitadas deben ser rellenadas para que no cierren en falso o formen un absceso[24,30,31].

- Úlceras por Presión Infectadas

Si no ha sido posible el desbridamiento tendremos que prestar especial atención a la aparición de los signos y síntomas de infección de la lesión como son el mal olor, inflamación de los bordes, exudado purulento, dolor y estancamiento de la buena evolución.

El cultivo de la lesión y la valoración que descarte osteomielitis, celulitis o bacteriemia nos indicará si es necesario tratamiento antibiótico sistémico. Según la GENEAUP, la muestra para cultivo se hará a través de aspiración percutánea (la más fiable), biopsia tisular o frotis de la lesión mediante hisopo.

Localmente dirigiremos nuestra actuación a eliminar la infección prestando los siguientes cuidados:

a) Cura cada 24 horas como mínimo, según el estado de la infección.
b) Lavado de manos previo y tras la cura.
c) Uso adecuado de guantes y/o instrumental.
d) En la cura de varias UPP en la misma persona, comenzar por la menos contaminada.
e) Usar material estéril para el desbridamiento quirúrgico hasta llegar al tejido sano, y aplicar apósitos de plata para manejar con eficacia la carga bacteriana de las lesiones contaminadas o infectadas.
f) Aplicar pomadas antibióticas si no mejora en unas semanas tras el desbridamiento y limpieza.
g) Cubrir con apósito secundario no oclusivo (los hidrocoloides y derivados favorecen la proliferación bacteriana).
h) Proteger con almohadillado la zona afectada.
i) No utilizar antisépticos locales.
j) Resuelta la colonización aguda o infección deberíamos pasar a tratar de nuevo la ulcera favoreciendo la granulación[30].

- Productos para el cuidado de las UPP.

El apósito a utilizar debe tener las siguientes características: ser biocompatible, proteger la herida de agresiones externas, mantener el lecho de la herida húmedo, eliminar y controlar exudados y tejido necrótico mediante su absorción, ser adaptables a localizaciones difíciles, respetar la piel perilesional y ser de fácil aplicación y retirada.

Como hemos mencionado anteriormente, diversos trabajos demuestran una mayor eficacia clínica y una relación coste/beneficio de la técnica de cura en ambiente húmedo frente a la cura tradicional. Los productos de cura en ambiente húmedo se pueden clasificar en:

o Poliuretanos: indicados en úlceras superficiales en fase de cicatrización. Estimulan la regeneración tisular y aceleran la epitelización. Son muy útiles para la protección de zonas de riesgo de UPP. Gran capacidad de adaptación a bordes difíciles.
o Espumas poliméricas o hidrocelulares: indicadas en úlceras de grado II, III y IV de medio - alto exudado. Son semipermeables, mantienen el ambiente húmedo y previenen la maceración.
o Hidrogeles: indicados como desbridamiento autolítico y en cualquier fase de curación. Muy útiles en el relleno de úlceras cavitadas. Su presentación es en gel o gránulos.
o Hidrocoloides: indicados en úlceras en estadio I, II y III sin signos de infección y también como desbridamiento autolítico. Absorben y retienen el exudado, favorecen la epitelización y protegen de la infección. Su cubierta es de poliuretano.
o Alginatos: indicados en úlceras de todo tipo muy exudativas e incluso infectadas. Reaccionan químicamente con el exudado para formar un gel hidrófilo, con propiedades reológicas y de intercambio iónico.

o Enzimas: indicadas para estimular la cicatrización por su acción sobre los fibroblastos y queratinocitos. La colagenasa es la enzima proteolítica específica con capacidad para actuar sobre el colágeno desnaturalizado eliminándolo[24]. (*Anexos 7, 8 y 9*)

4.2.5 ÚLCERAS POR INFECCIÓN

En el capítulo 3 de este manual se profundiza en dos patologías infecciosas, la Tuberculosis y la Lepra, que pueden derivar en la formación de ulceras en varias localizaciones del cuerpo incluidas las extremidades inferiores.

Su tratamiento sistémico incluye la administración de diferentes antibióticos específicos para ambas enfermedades y para aquellas infecciones oportunistas y/o añadidas, y además algunos medicamentos que controlen la inflamación.

Una vez tratada la causa productora o patología de base de estos dos tipos de úlceras, la terapia local no se diferenciará de la utilizada para el resto úlceras de miembros inferiores que hemos desarrollado en los epígrafes anteriores y que incluirá a modo de resumen lo siguiente: lavado y limpieza de la úlcera, desbridamiento quirúrgico o enzimático, si infección sobreañadida uso de apósito bactericida o antibiótico tópico, previo cultivo y antibiograma, aplicación de terapia tópica que favorezca la granulación y vascularización, oclusión y vendaje[20].

4.3 DESBRIDAMIENTO

El control del tejido no viable de la úlcera hace referencia al desbridamiento de esta, cuyo objetivo principal es el de eliminar tejido necrótico y exudado que interfieren en la cicatrización y cierre de la lesión. Los tejidos desvitalizados se identifican fácilmente por su aspecto desestructurado, isquémico o negro-azulado.

Según el tipo de úlcera que estemos tratando (arterial, venosa, neuropática, por presión o por infección) se recomiendan un tipo de desbridamiento u otro, evaluando también las decisiones del propio paciente sobre el manejo de su lesión y la situación global de este (posibles trastornos de coagulación, enfermos en fase terminal de su enfermedad, etc.).

El desbridamiento puede ser un proceso único, o quizás sea necesario efectuarlo con frecuencia para el mantenimiento del lecho de la herida. La necesidad de desbridamiento adicional debe determinarse en cada cambio de apósito.

Previo al desbridamiento, debemos limpiar la úlcera con suero fisiológico y gasa estéril para eliminar exudado y restos de tejidos desvitalizados de la zona, así visualizaremos mejor la lesión, la evolución con respecto a días anteriores y procederemos al tratamiento adecuado.

El desbridamiento debe realizarse sin afectar a las estructuras sanas de la herida. Esta técnica se considera eficaz, junto con la limpieza, cuando imposibilitan la colonización bacteriana o, que de estar instaurada, esta progrese a infección clínica[3,28,31,32].

Entre los desbridamientos más utilizados en la práctica clínica se encuentran los siguientes, los cuales son compatibles entre sí para obtener mejores resultados:

- Desbridamiento quirúrgico

Es el método de desbridamiento que ha demostrado mayor eficacia en la consecución de una curación completa de una úlcera. Se realiza retirando tejido desvitalizado con la utilización de bisturí, tijeras y/o pinzas estériles desde la zona central, más débil, y accediendo lo antes posible a uno de los bordes por donde continuar hasta encontrar territorio sano y, por lo tanto, sangrante. Entre los efectos beneficiosos de esta técnica encontramos:

- Retira callos y tejido necrótico de forma inmediata
- Reduce la presión
- Permite inspeccionar completamente los tejidos subyacentes
- Ayuda en el drenaje de secreciones o pus
- Ayuda a optimizar la efectividad de preparaciones de uso tópico
- Estimula la curación

Es un procedimiento invasivo y suele ser bastante radical, por ello, los profesionales deben conocer bien la técnica y explicar a los pacientes los riesgos y beneficios de esta y obtener su consentimiento informado.

Descartaremos este tipo de desbridamiento en los siguientes casos: que el profesional no tenga adecuada experiencia para realizar este desbridamiento, que en el paciente a tratar esté contraindicado el desbridamiento quirúrgico, que el tipo de herida requiera un desbridamiento diferente al quirúrgico y/o que el paciente exprese otra preferencia[3,28,31,32].

• Desbridamiento químico o enzimático

Consiste en la aplicación tópica de enzimas (proteolíticas como Iruxol® Mono, fibrinolíticas) que producen hidrólisis del tejido necrótico superficial y ablandan la escara. No suelen ser muy resolutivas en la eliminación de placas necróticas muy endurecidas y, además, suelen requerir varias aplicaciones para obtener un desbridamiento eficaz. Se aconseja su utilización sólo en úlceras superficiales que no presenten signos de infección, o como preparación al desbridamiento quirúrgico. Las curas deben ser realizadas cada 24 horas y la aplicación debe circunscribir al lecho de la úlcera pues causa irritación en la piel perilesional[3].

• Desbridamiento autolítico

Consiste en un proceso fisiológico que utiliza un apósito húmedo (como hidrogeles y los hidrocoloides) sobre la herida para ablandar y retirar el tejido desvitalizado. Se debe utilizar un apósito que no cause un exceso de humedad y utilizarlo en úlceras en las que no haya alto nivel de exudación (ya que si no podría provocar maceración). Además, se recomienda no usar vendajes que retengan la humedad en casos de isquemia y/o gangrena seca[3,28].

• Desbridamiento con terapia larval

Con el uso de larvas de mosca "Phaenicina Sericata" podemos conseguir un desbridamiento a traumático y relativamente rápido de los tejidos inviables, pudiendo incluso ingerir organismos patógenos. La utilización de esta técnica requiere una formación muy básica de los profesionales sanitarios y ha demostrado ser eficaz en las úlceras excepto en las neuropáticas debido a que las larvas no pueden eliminar los callos[3].

Debe hacerse hincapié en un desbridamiento repetitivo en el caso de precisarlo, en una inspección frecuente y en el control bacteriano, así como equilibrar la humedad de la úlcera para evitar la maceración.

En cada cambio de apósito al realizar las curas, debemos observar si la lesión progresa o no, revisando el plan de tratamiento y detectando posibles causas que retrasen la curación (como isquemia, infección o inflamación) y comprobar que el paciente o cuidador principal tiene los conocimientos y cumple con los regímenes terapéuticos recomendados.

Es importante recordar que tras el desbridamiento de una úlcera se debe realizar una cura que elimine el tejido desvitalizado y reduzca el exudado, que vuelva a equilibrar la carga biológica, y que equilibre la humedad de la úlcera para evitar la maceración y favorezca el tejido de granulación[3].

A continuación incorporamos más información sobre los desbridamientos indicados para cada tipo de úlcera que podemos encontrarnos:

- Úlceras arteriales

Como ya hemos indicado en el apartado de tratamiento de las úlceras arteriales, este tipo de úlceras situadas en un miembro donde no exista revascularización aceptable (miembro sin pulso), deberán ser curadas en ambiente seco aplicando un antiséptico y no en ambiente húmedo, además de no estar aconsejado el desbridamiento cortante por aumentar el riesgo de infección y necesidad de amputación. Una vez revascularizado el miembro, la herida podrá comenzar a tratarse con curas en ambiente húmedo y desbridarse para su correcta curación.

Entre los desbridamientos más aconsejables para las úlceras arteriales revascularizadas son el quirúrgico, el enzimático, el autolítico (con control de la humedad) y la terapia larval.

Una vez desbridada y curada la úlcera en un miembro revascularizado, este ya podrá ser tratado con un vendaje compresivo para evitar edemas y facilitar la maduración y epitelización de la herida[3,28,32].

- Úlceras venosas

En las úlceras de larga duración puede desarrollarse una base fibrosa crónica que es adherente y de color pálido y brillante. La eliminación de esta capa mediante un desbridamiento quirúrgico intensivo con anestesia local puede facilitar la cicatrización, pero debe realizarse con extremo cuidado para no dañar estructuras más profundas. También puede utilizarse el desbridamiento enzimático. El desbridamiento autolítico no suele indicarse, es lento y la experiencia clínica apunta que no es el modo más eficaz de desbridamiento con terapia compresiva[3].

- Úlceras neuropáticas (Pie diabético)

En pies diabéticos donde sólo exista neuropatía y no arteriopatía, los pulsos están presentes y existe buena vascularización.

En las úlceras neuropáticas, el desbridamiento quirúrgico es efectivo ya que permite retirar callos, tejido necrótico y no viable de forma inmediata. Estudios realizados por Steed et al confirman que estas úlceras sometidas a desbridamiento quirúrgico frecuente logran mejores resultados que si se someten a menos desbridamiento. El desbridamiento químico o enzimático también puede servir en este tipo de úlceras, al igual que el autolítico. Sin embargo, la terapia larval no está indicada como único método de desbridamiento ya que las larvas no pueden eliminar los callos[3,28,32].

- Úlceras por acción mecánica (Por presión)

La presencia en el lecho de la herida de tejido necrótico bien sea como escara negra, amarilla, etc. de carácter seco o húmedo, actúa como medio ideal para la proliferación bacteriana e impide el proceso de curación. Por ello, los desbridamientos de flictenas, esfacelos y tejidos necróticos más utilizados son el quirúrgico, enzimático y autolítico para llegar al tejido de granulación. El control del exudado en este tipo de úlceras es importante[8,33].

- Úlceras por infección

Ante úlceras originadas por infecciones como tuberculosis cutánea y lepra tratados en esta guía, realizaremos una valoración de los tejidos existentes en la herida. Según el estado de la lesión, elegiremos un tipo de desbridamiento u otro para eliminar aquellos tejidos desvitalizados que causen un impedimento en la cicatrización. Todo esto debe ir acompañado por un adecuado tratamiento sistémico de la enfermedad[16,20].

5 COMPLICACIONES

La presencia de una úlcera en miembro inferior puede originar complicaciones en el caso de que no sea tratada correctamente, no se cumplan los regímenes terapéuticos por parte del paciente o cuidador, o que la situación de salud del paciente no posibilite la curación. Entre las posibles complicaciones cabe destacar el edema, la infección, el dolor y la necesidad de amputación[10].

- Edema.

Es la acumulación o presencia anormal de líquido intersticial en el tejido subyacente que podemos identificar por un aumento del tamaño de la zona afectada, pudiendo presentar fóveas. Esta complicación dificulta la cicatrización de la úlcera ya que disecciona las capas de los tejidos y puede llegar a la rotura de los mismos. Sus síntomas más importantes son el dolor y la pérdida de movilidad[31].

- Infección

Es la complicación más frecuente y una de las principales causas de la cronicidad de las úlceras, pues incide en una mayor extensión de la lesión. Al igual que el edema, la infección perjudica a la cicatrización de la herida.

En una úlcera podemos detectar signos de infección locales y sistémicos. Entre los signos clínicos locales podemos encontrar rubor, calor, dolor, olor fétido, modificación de las características del exudado, supuración, edema, retraso en la cicatrización, así como presencia de celulitis, linfagitis y/o osteomielitis. En el ámbito sistémico podemos encontrarnos un mal estado general del paciente, aparición de fiebre, taquicardia, descontrol metabólico y leucocitosis, entre otros.

El manejo de la infección es una tarea que implica evaluación y tratamiento multidisciplinar. Los datos de laboratorio de microbiología confirman los gérmenes presentes en la lesión y orientan sobre la correcta terapéutica antimicrobiana. Será tratado, según pauta médica, normalmente con antibióticos locales y, si precisa, sistémicos.

Una infección mal controlada unida a una extremidad isquémica o neuropática, como puede ocurrir en el pie diabético, puede derivar a que la úlcera empeore provocando osteomielitis, necrosis y se deba amputar[3,32,10].

- Dolor

El dolor constituye un síntoma de elevada frecuencia en las úlceras de extremidad inferior. Suele indicar presencia de edema, infección y/o isquemia, entre otras. Cuando se manifiesta, es muy importante eliminarlo ya que la calidad de vida del enfermo se puede ver muy afectada[10]. El manejo del dolor lo tratamos en el apartado 6.

- Amputación

El riesgo de amputación en una úlcera de miembro inferior aumenta por las siguientes causas:
- Existencia de isquemia. Si no es viable la revascularización ni efectivo un tratamiento local con factor de crecimiento, se debe plantear la amputación.
- En la neuropatía periférica, como ocurre en úlceras neuropáticas como el pie diabético. El riesgo de amputación aumenta por la posible alteración de la biomecánica del pie, deformidad del pie y aumento de la presión (eritema, sangrado debajo callosidades...).
- Higiene y cuidados deficientes de la lesión y zona perilesional.
- Gangrena e infección de una úlcera en la que puede correr riesgo la vida del paciente.
- Antecedente de úlcera o amputación.

La diabetes mellitus es la primera causa de amputación no traumática en miembros inferiores (ya que suele producir úlceras neuroisquémicas), aproximadamente un 5-7% de los pacientes diabéticos sufren amputación secundaria al pie diabético.

La amputación está indicada en casos de necrosis de uno o varios dedos, gangrena digital o del antepié, dolor incontrolable con analgésicos, necrosis extensa e infección potencialmente mortal.

La decisión de amputación no siempre debe considerarse como un fracaso del tratamiento, sino como un medio de rehabilitación más rápido y confiable para poder regresar a las actividades de la vida diaria, y así debemos de transmitírselo al paciente. La cirugía puede ser la mejor manera de controlar una infección grave que podría necesitar una amputación más traumática en el futuro o que, de otra manera, podría resultar fatal para el paciente. Tras someterse a una amputación, los pacientes suelen experimentar una mejoría en su salud general debido a que una infección grave ha sido solucionada. El abordaje quirúrgico debe optimizar la probabilidad de cicatrización y tratar de conservar la integridad de la superficie de carga del pie para la deambulación.

La amputación consiste en la separación de una parte o la totalidad de un miembro del resto del cuerpo, creándose un nuevo órgano locomotor y funcional llamado "muñón de amputación". A partir de este nuevo órgano se inicia la rehabilitación del paciente que constituye la adaptación biopsicosocial, cuyo objetivo es recuperar al máximo su calidad de vida.

Una vez realizada la amputación, los cuidados de enfermería deben ir dirigidos a la curación de la cicatriz del muñón, a controlar el dolor, a reducir las complicaciones y no retrasar la protetización del miembro por complicaciones locales en la piel o cicatriz del muñón[32].

6 DOLOR

La Asociación Internacional para el Estudio del Dolor lo define como una experiencia sensorial y emocional desagradable asociada a daño tisular real o potencial, que se describe en términos de daño.

Podemos clasificar el dolor atendiendo a su duración o a su patogenia:

- Duración:
    - Dolor agudo: Caracterizado por una duración limitada, de menos de 30 días. Es de comienzo súbito y es intenso. Aparece a consecuencia de lesiones tisulares que estimulan los nociceptores (receptores específicos del dolor) y generalmente desaparece cuando se cura la lesión.
    - Dolor crónico: Aquel que dura más de tres meses y es continuo o recurrente.

- Patogenia:
    - Dolor nociceptivo: Producido por el daño real de los tejidos, activando los nociceptores. Estos pueden responder a estímulos como el calor, el frío, la vibración, el estiramiento, así como a sustancias químicas liberadas por los tejidos en respuesta a la falta de oxígeno, la destrucción de los tejidos o la inflamación.
    - Dolor neuropático: Producido por lesión del sistema nervioso central o de vías nerviosas periféricas. Puede provocar este dolor cualquier proceso que dañe los nervios, por ejemplo, las afecciones metabólicas de la diabetes. Suele estar ligado a procesos de dolor crónicos.
    - Mixto: Dolor nociceptivo y dolor neuropático.
    - Idiopático: No se encuentra la causa del dolor[32].

Por lo tanto, el dolor puede originarse por varias causas según el tipo de lesión que padezca el enfermo. Entre las causas más comunes de dolor en el paciente con úlceras de miembro inferior se encuentran la isquemia y la presencia de infección. A

continuación veremos las características del dolor según algunos tipos de úlcera:
- Úlceras arteriales:

El dolor de tipo isquémico puede clasificarse dentro del dolor crónico nociceptivo y suele caracterizarse sobre todo por presentarse en estado de reposo y sin ejercer presión sobre ella. Este tipo de úlceras provocan mucho dolor según el nivel de isquemia, agravándose en posición de decúbito. Es un dolor muy invalidante y condicionante de la calidad de vida.

La situación de dolor corresponde a la fase de "isquemia crítica" cuando el dolor en reposo precisa analgesia regular por un periodo superior a dos semanas y/o existe úlcera o lesión necrótica en la pierna y/o pie en la que se evidencia una presión sistólica en el tobillo < 50 mmHg (en las personas diabéticas debe valorarse una presión digital de <30 mmHg). Ante dolor en los casos no revascularizables, la amputación sería la mejor opción.

En el caso de dolor de úlceras hipertensivas arteriales, varios autores han propuesto la realización de simpatectomía lumbar por su efecto en la reducción de la resistencia arteriolar. Su efectividad sobre el dolor es muy evidente ya que en el 80% de los enfermos se reduce o elimina el dolor de forma inmediata. Sin embargo, su efectividad en la cicatrización de la úlcera es cuestionable.

Los vendajes en úlceras arteriales no deben comprimir para evitar el aumento de dolor.

- Úlceras venosas:

Las úlceras venosas son moderadamente dolorosas, en la clínica se pueden observar úlceras indoloras pero también otras muy dolorosas generalmente a causa de una infección. En las curas, como en cualquier otro tipo de úlcera, es recomendable la utilización de anestesia local para realizar desbridamiento.

- Úlceras neuropáticas (Pie diabético)

Las úlceras neuropáticas normalmente son indoloras, producto de su fisiopatología. Por ello, normalmente el signo de dolor en un paciente con neuropatía es un signo de alarma, ya se llega a sentir dolor en los casos de complicaciones como infección profunda u osteomielitis. Lo mismo ocurre en el caso de úlceras neuroisquémicas en el caso del pie diabético, por la neuropatía asociada es posible que no haya síntomas, a pesar de la isquemia periférica grave.

El dolor de pie diabético puede clasificarse dentro del dolor crónico neuropático y se estima que hasta el 50% de los pacientes diabéticos la padecen. Cuando existe dolor, este es constante, molesto y difícil de controlar, y es característico porque sobre todo duele por la noche. Además, en pies diabéticos pueden darse dolores agudos por un traumatismo menor. Por otra parte, el dolor isquémico suele presentarse en el pie diabético por la enfermedad vascular periférica. Éste puede clasificarse dentro del dolor crónico nociceptivo y suele caracterizarse sobre todo por presentarse en estado de reposo y sin ejercer presión sobre ella.

Afortunadamente, existen diversos tipos de medicamentos bien estudiados y que han demostrado efectividad en el tratamiento, entre ellos: los antidepresivos tricíclicos (amitriliptica y duloxetina), antiepilépticos (pregabalina, gabapentina y carbamacepina), tramadol, morfina, capsaicina, inhibidores selectivos de la recaptura de serotonina (ISRS), etc.

- Úlceras por acción mecánica (Por presión)

Los cambios posturales frecuentes son ideales para evitar el dolor provocado por la presión e isquemia. En las curas es recomendable la utilización de anestesia local para realizar desbridamiento[3,32,34].

Además, en los pacientes en los que se ha realizado una amputación, existirá un alivio del dolor con respecto a la situación anterior. Aun así, en el caso de que se haya procedido a la amputación de parte o de la extremidad inferior completa, existe un dolor denominado "dolor de miembro fantasma". Este dolor se percibe en la extremidad amputada y puede ser difuso en toda la extremidad o limitarse a la distribución de un nervio periférico. Se da en un 50% de amputados, aunque algunos autores indican que un 75% lo han sentido alguna vez tras la amputación. En los casos leves se alivia con el vendaje del muñón, relajación, movilidad del miembro residual y/o masaje suave; mientras que en los casos graves se necesita acudir a tratamiento farmacológico[32].

Para valorar el dolor con el fin de poder elegir un correcto tratamiento y valorar la evolución de la úlcera de extremidad inferior, es significativo saber su etiología, intensidad y duración. El dolor debe evaluarse mediante métodos verbales, escritos y/o evaluaciones conductuales. Existen diversas escalas de valoración del dolor con las cuales podemos llegar a cuantificar la percepción subjetiva del dolor por parte del paciente. La utilización rutinaria y sistemática de estas nos sirve para evaluar el grado de éxito alcanzado con los analgésicos utilizados y cuidados realizados. Una vez seleccionada la escala a utilizar, utilizaremos la misma para garantizar una coherencia en la valoración rutinaria. Dentro de las escalas, cabe mencionar una de las más usadas en la práctica, la escala analógica-visual (EVA). Esta consiste en enseñar una escala de 10 cm al paciente y que elija en ella un número del 0 al 10 según la intensidad de dolor que sienta, donde cero significa que no existe dolor y 10 significa máximo dolor posible (*Ver Anexo 10*). Además, existe la escala numérica análoga (ENA), una escala verbal donde se le solicita al enfermo que caracterice su dolor en escala del 0 al 10, donde cero corresponde a la ausencia de dolor y el 10 al máximo dolor posible. Esta última puede ser hablada o escrita, lo que la hace más útil en pacientes críticos o geriátricos[32,35].

Por último, en relación al tratamiento del dolor en las úlceras de miembro inferior, existen tratamientos no farmacológicos (técnicas de relajación, meditación, musicoterapia, masajes…), tratamientos farmacológicos (analgésicos vía oral, parenteral o local, antidepresivos tricíclicos, antiepilépticos, etc.) y tratamientos

quirúrgicos (amputación, etc.)[32]. Las pautas recomendadas de analgésicos de son:
- Dolor moderado y ocasional: analgésicos de acción periférica
- Dolor intenso y constante: analgésicos de acción central
- En ambas situaciones y previo a las curas para manejar dolor local: vía tópica (gel de lidocaína 2%, EMLA, etc.) y valorar uso de geles opioides como analgésicos tópicos (Ej. Hidrogel de Clorhidrato de Morfina). Además, la vía transdérmica mediante parches de buprenorfina de liberación sostenida han demostrado efectividad en las curas de las úlceras[8,33,10].

Dentro del tratamiento farmacológico, el médico decidirá cuál es el aconsejable en cada situación. En este sentido, la OMS, en 1986, introdujo los principios de administración a intervalos regulares, uso de una vía de administración apropiada e individualización del tratamiento, junto con el concepto de la "Escalera analgésica de tres peldaños" *(Ver Anexo 11)*, que puede ayudar a inclinarse por el medicamento correcto.

En la misma línea, durante intervenciones y manipulación de heridas en el pie diabético, debemos evitar todo estímulo innecesario que pueda producir dolor[32,36].

7 RECOMENDACIONES

Podemos establecer una serie de recomendaciones para los pacientes que padecen úlceras en extremidad inferior, las cuales ayudarán a la buena evolución del tratamiento pautado, recuperación y a la prevención de nuevas lesiones. Por ello, es de suma importancia que el enfermero/a tenga estos conocimientos y los comunique al paciente.

7.1 MOVILIDAD/REPOSO

Debemos favorecer una movilización adecuada que favorezca la buena circulación y evite rigideces articulares. En el caso de las personas capaces deberemos aprovechar su capacidad de movimiento, facilitando y fomentando su actividad física. Será conveniente seguir las siguientes medidas:

- Realizar movilización articular (activa o pasiva).

Es importante aprovechar las posibilidades del paciente para que se mueva por sí mismo.
  - En personas colaboradoras debemos fomentar la movilidad y la actividad física en la medida de sus posibilidades.
  - En el caso de personas sin movilidad, debemos realizar movilizaciones pasivas de las articulaciones aprovechando los cambios posturales, de forma que se realice todo el recorrido de la articulación sin llegar a producir dolor. Estos movimientos se realizarán 3-4 veces al día.

- Realizar cambios posturales:
  - Los cambios de postura permiten, a personas con problemas de movilidad, evitar o disminuir la presión que se mantiene mucho tiempo sobre una misma zona.
  - Si el paciente no es capaz de realizarlos por sí mismo, será el cuidador el encargado de ayudarle a realizarlos. La enfermera le explicará cómo realizarlos adecuadamente. Serán más fáciles de realizar usando una sábana travesera.

- o En personas encamadas, los cambios posturales se realizarán cada 2-3 horas, siguiendo un sistema de rotación programado.
- o En personas usuarias de silla de ruedas, se hará cada hora y cada 15-30 minutos deberá descargar el peso de las nalgas moviéndose de un lado a otro.

- Emplear colchones especiales y almohadas o cojines de protección para disminuir la presión en determinadas zonas como los talones, región occipital, sacro, etc. (no utilizar flotadores o anillos)[37,38].

7.2 ALIMENTACIÓN/NUTRICIÓN

La alimentación ha de ser variada, teniendo en cuenta los gustos y preferencias de la persona, así como sus dificultades y limitaciones. Se deberá aportar diariamente proteínas (carnes, pescados, huevos, leche y derivados), vitaminas (frutas, verduras) y recomendar que beba al menos 1,5-2 litros de agua al día, zumos o infusiones.

El déficit de nutrientes altera la piel, lo que favorece la aparición de úlceras, y cuando las hay, entorpece el proceso de curación. Una correcta alimentación es importante para mejorar y mantener en buen estado la circulación arterial, evitando la comida con exceso de grasas saturadas de origen animal, sal y alcohol. Además, el exceso de peso perjudica la circulación sanguínea, incluyendo la circulación arterial[37, 38].

Con respecto al aporte de hidratos de carbono, se recomiendan que representen entre un 55 y 60% del aporte calórico total y con un alto aporte de hidratos de carbono complejos. Los objetivos de este aporte son múltiples; en primer lugar aportar calorías a los pacientes para evitar el consumo de proteínas endógenas. En segundo lugar, la presencia de hidratos de carbono de absorción lenta permite que la glucemia no sea tan elevada y no se produzcan fenómenos de glicosilación proteica. Estos fenómenos de glicación pueden empeorar el trasporte de vitamina C al interior de las células e inhibir la proliferación de fibroblastos, produciendo un empeoramiento en la cicatrización de las heridas.

Las grasas, deben representar un 20-25%, son importantes en los procesos de cicatrización al vehicular ácidos grasos esenciales como los ácidos linoleico y linolénico, componentes fundamentales de las membranas celulares, sobre todo en una situación de alto recambio tisular como es la cicatrización de una úlcera. Tampoco debemos olvidarnos que los ácidos grasos de la serie omega 3, presentan fenómenos antiinflamatorios, inmunomoduladores y vasodilatadores, todos importantes para los procesos de cicatrización[38, 39].

7.3 INSPECCIÓN (UÑAS)

Está desaconsejado el uso de callicidas o fórmulas caseras, ya que pueden producir quemaduras químicas y que se agraven por la falta de riego sanguíneo.

El uso de tijeras de punta fina, cortaúñas o limas metálicas para cortar o limar las uñas de los pies pueden producir lesiones que, debido a la insuficiencia arterial, presenten una dificultosa cicatrización. Por lo tanto, es mejor usar limas de cartón, y siempre es mejor limar que cortar[37, 38].

7.4 HIGIENE

Para mantener una higiene adecuada de la piel, se debe controlar la humedad atendiendo a las siguientes medidas:

- Usar ropa de tejidos naturales: algodón o hilo.
- Evitar pliegues y arrugas. Ropa bien estirada, limpia y seca.
- En caso de incontinencia, se deben extremar las medidas higiénicas.
- Valorar el uso de pañales absorbentes o colectores.
- Evitar la sudoración controlando la temperatura y cambiar de ropa cuando la persona esté sudada.
- Utilizar productos barrera (cremas o películas) para proteger la piel del exceso de humedad.

Para mantener la piel sana, debe tenerse en cuenta:

- El lavado se debe realizar con agua a 36 ó 37°C durante un máximo de 5 minutos para no reblandecer la piel.
- El secado de la piel debe ser meticuloso (secar sin frotar), insistiendo principalmente en los espacios interdigitales. Para ello, se debe utilizar una toalla suave y absorbente, evitando las estufas y secadores.
- La piel debe mantenerse hidratada, evitando mantener húmedos los espacios interdigitales. Además, se deben evitar productos que provoquen sequedad en la piel como alcohol, polvos de talco y sprays.
- El estado de la piel de las piernas y de los pies debe vigilarse regularmente. Si aparecen cambios de coloración, tonalidad o heridas (por leves que parezcan), es importante que consulte a su enfermera o médico[37, 38].

7.5 CALZADO

- Evitar el uso de calcetines o medias con costuras internas o zurcidos. Debe evitarse también que sean de talla excesivamente grande que pudieran originar arrugas y provocar lesiones en la piel.
- No utilizar ligas ya que dificultan el retorno sanguíneo y provocan inflamación en los pies.
- Usar calzado adecuado para evitar úlceras en la piel, por lo que tendremos en cuenta:
    - El calzado debe ajustarse al pie, evitando ser apretado ni holgado.
    - El interior del calzado debe tener 1 o 2 cm de largo, siendo lo suficientemente ancho y alto en la punta para dejar suficiente espacio a los dedos.
    - El calzado debe ser de piel, flexible, transpirable, sin costuras en el

interior y con cierre de velcro o cordones.
- El calzado nuevo debe usarse progresivamente con periodos de tiempo cada vez más amplios, hasta que resulte lo suficientemente cómodo para utilizarlo todo el día[37, 38].

7.6 CONTROL GLUCÉMICO

En el caso de pacientes con Diabetes, el control glucémico es uno de los principales objetivos en el tratamiento de sus úlceras, por lo que sería conveniente mantener los valores glucémicos dentro de la normalidad con controles periódicos por parte del profesional de enfermería.

Para llegar a un autocontrol, es necesario realizar una buena educación para la salud con los pacientes diabéticos (en ocasiones, la diabetes se descubre accidentalmente tras la aparición de la lesión) como en el transcurso de la enfermedad.

Es muy importante que el paciente diabético tanto tipo I como II mantenga un adecuado control de la glucemia (normoglucemia) para evitar las complicaciones agudas y crónicas que pueden dar lugar a pie diabético o al avance de este. Es imprescindible saber si el paciente lleva a cabo un buen control glucémico y esto se manifiesta en la ausencia de síntomas y de complicaciones.

A modo de recordatorio, presenta un pie de riesgo cualquier individuo con DM en el que se demuestre algún tipo, por mínimo que sea, de: neuropatía, artropatía, dermopatía y/o vasculopatía sin lesiones tróficas. Los factores de riesgo menores que se pueden presentar son: DM I (evolución inferior a 5 años), DM II (evolución superior a 10 años), obesidad, consumo de alcohol, existencia de factores de riesgo de ateromatosis (HTA), tabaquismo y dislipidemia, bajo nivel socioeconómico y/o mala higiene, educación angiológica deficiente y lesiones previas.

La Educación Terapéutica es un proceso personalizado, continuo y sistemático que precisa de valoraciones, objetivos y evaluaciones. Ayuda a las personas y sus familias/cuidadores a cooperar con los profesionales sanitarios en la mejora de la calidad de vida. Es un tratamiento en sí, puesto que se aplica para evitar manifestaciones clínicas y complicaciones de la enfermedad, reservándose para la prevención secundaria y terciaria[39].

7.7 EJERCICIO

La práctica regular de ejercicio físico es aconsejable para la población general y en especial para los pacientes diabéticos. Sus efectos beneficiosos son:

- Produce sensación de bienestar, prolonga la vida y su calidad.
- Ayuda a disminuir la glucemia.
- Aumenta la sensibilidad a la insulina (disminuye con la edad y el sedentarismo).
- Favorece la pérdida de peso y el mantenimiento del normopeso.
- Disminuye la frecuencia cardíaca y la presión arterial.

- Mejora el perfil lipídico y la micro / macro circulación.
- Mejora la fuerza, la flexibilidad y el equilibrio.

Se debe seleccionar el horario, la duración y la intensidad del ejercicio en función de las características personales. La actividad debe ser progresiva y preferentemente de carácter aeróbico, sin llegar al agotamiento. Son aconsejables ejercicios como andar, correr, estiramientos, nadar, remar, patinar, y en niños practicar deportes en grupo, tipo baloncesto, fútbol y similares, para aumentar el grado de diversión. Lo ideal es adaptar la diabetes (insulina, ADOs y comidas) al estilo de vida y no al revés. Se aconseja una actitud diaria activa, como ejemplos: lavar el coche, cuidar el jardín, desplazamientos a pie o en bicicleta…

Como puntos de referencia se recomiendan: Ejercicio aeróbico (nadar, correr, caminar, bicicleta, patinar…): comienzo progresivo, por ejemplo 10-15 minutos repartidos en 3 días a la semana, hasta llegar al objetivo de 150 minutos semanales de intensidad moderada (50-70% de la frecuencia cardíaca máxima) o 75 minutos semanales de intensidad elevada (> 70% de la frecuencia cardíaca máxima). No más de 2 días consecutivos sin realizar ejercicio.

Ejercicio anaeróbico o de resistencia (estiramientos, pesas, yoga, tai-chi…): alternando con aeróbico, al menos dos veces en semana[40].

7.8. TABAQUISMO
El abandono del hábito del tabaco conlleva una mejora significativa de la insuficiencia arterial y, consecuentemente, de las úlceras. El Servicio Andaluz de Salud dispone de profesionales especializados para ayudar a dejar de fumar[38, 40].

8 SEGUIMIENTO

Es desde Atención Primaria donde enfermería juega un papel muy importante en la prevención, tratamiento, seguimiento y curación de las úlceras, a través de períodos de cita programados dirigidos específicamente para aportar información educativa sanitaria y tratar la lesión si existe. Enfermería forma la base del control de los factores de riesgo asociados a las úlceras, demandando acciones que se adapten a cada tipo de úlcera y a cada paciente de forma individualizada, resaltando aquellos factores que pueden mejorar el proceso de cicatrización.

Un control estricto y la actuación sobre los factores de riesgo tales como el abandono del consumo de tabaco, incremento de la actividad física, reducción de peso y control farmacológico de la hipertensión arterial, control glucémico, control hipercolesterolemia, etc. son fundamentales para una buena resolución de cada caso. Para ello, la Enfermera empleará los Planes de Cuidados, aplicando la Metodología enfermera, del Proceso Enfermero. La tendencia universal en la Atención de Enfermería es realizarla a través de los Planes de Cuidados al objeto de unificar los criterios de Atención y procurar el máximo de calidad de la misma. De esa manera, no solo se garantiza la calidad en la atención, sino que a la vez se puede cuantificar tanto los tiempos de atención como los costes que estos suponen. Dada la dificultad que entrañaría la realización de Planes de Cuidado individualizados, en la práctica se realizan de forma estandarizada.

La herramienta a emplear por la Enfermera será el Proceso de atención de enfermería (P. A. E) en el caso de las visitas domiciliarias, se consigue una visión más integral del individuo al conocer su entorno. Siendo similares los cuidados realizados en domicilio, como en casa. En estos casos el P. A. E. nos va a ayuda a gestionar los cuidados, ha de estar presente en el desarrollo de todas las actividades que realice enfermería en el entorno del paciente, y se han de ejecutarse todas las etapas en el proceso enfermero.

Un Plan de cuidados estandarizado, es aquel en el que se definen las respuestas de una persona frente a una situación tipo, específica, asignando la responsabilidad y la actuación del personal de enfermería. El plan estandarizado debe individualizarse, es decir, aplicarse a cada persona en particular, basándose en una valoración detallada del paciente y atendiendo a los problemas detectados en él. Los planes de cuidados estandarizados de enfermería suponen una herramienta muy útil para nuestra profesión, aportando una mejor comunicación con los pacientes y entre los propios profesionales, favoreciendo la continuidad de los cuidados, fomentando la formación para el desarrollo de la profesión y facilitando la aplicación del Proceso Enfermero en su aplicación y registro. Por supuesto es un instrumento que permite mejorar la atención al usuario, ofreciendo una actuación unánime y de calidad a las personas[41].

En el caso de estos pacientes, los cambios físicos y las limitaciones funcionales que conllevan la dependencia en los pacientes que sufren úlceras se traducen en un déficit en el autocuidado, por lo que tendremos que valorar estos aspectos a la hora de planificar los mismos e informarles, hacerles partícipes e implicarles (en la medida que sean capaces) en dichos cuidados.

Es importante conocer las causas, abordaje, pronóstico y evolución de estas lesiones (que a veces conlleva meses hasta su cicatrización), y esta información debe trasmitirse en un lenguaje adaptado en la medida que el paciente sea capaz de entender y asimilar, a fin de que ello contribuya a su mayor colaboración[42].

9 RESUMEN

Pretendemos que esta guía sea una referencia de fácil acceso para los profesionales de enfermería en su desempeño diario, de modo que puedan solventar sus dudas y ayude a dar el trato más adecuado para un cuidado bio-psico-social de la persona que padece úlceras de extremidad inferior, alejándonos de aquellas actuaciones sin fundamento o con errores. Todo ello está siempre ligado al último objetivo de obtener la independencia del paciente, para que este pueda aplicarse correctamente autocuidados, ya que independencia es sinónimo de calidad de vida.

Las lesiones de los miembros inferiores constituyen un gran grupo de lesiones cutáneas, representando un problema destacado para la salud pública al ser una patología frecuente.

Los costos que genera en términos de deterioro de calidad de vida, pérdida de capacidad laboral y gasto de recursos sanitarios son muy altos. Anualmente, por dichas lesiones y para su tratamiento suponen un 3% del consumo sanitario total, alrededor de un 1% de la población presenta este tipo de lesiones y este número irá en aumento debido al incremento en la incidencia de estas patologías crónicas.

Las enfermedades isquémicas de miembros inferiores se pueden presentar por alteraciones venosas o arteriales; en las primeras se producen úlceras venosas que constituyen aproximadamente de 70 a 90% de úlceras crónicas en las piernas.

En relación a la definición de úlcera de extremidad inferior:
- Desde la perspectiva biológica, es una lesión cutánea en la que las fases del proceso de cicatrización se encuentran alteradas o modificadas con respecto al proceso fisiológico normal.
- Desde la valoración clínica, es aquella lesión que no presenta signos clínicos de curación mediante el proceso fisiológico "cicatrización por primera intención".
- Desde la vertiente evolutiva, es aquella lesión que no cicatriza en un intervalo temporal esperado, y que por tanto se cronifica.

Las úlceras de extremidad inferior pueden darse por diferentes etiologías:

isquémica, venosa, neuropática, hipertensiva arterial, etc.

Nosotros nos hemos basado en la siguiente clasificación al ser las úlceras más prevalentes y conocidas dentro del ámbito sanitario: úlceras arteriales, venosas, neuropáticas (Pie diabético), úlceras por presión y las úlceras por infección, que aunque estas últimas tienen una menor incidencia son igual de importantes que las anteriores. Dentro de este último grupo encontramos la tuberculosis cutánea en sus diversas manifestaciones y la lepra.

A continuación, una vez conocemos cómo es cada tipo de úlcera y cómo diferenciarlas entre sí, abordamos los cuidados enfermeros, pieza clave para la adecuada recuperación de una persona que presenta úlceras en miembros inferiores. Sin unos cuidados adecuados, estas úlceras pueden empeorar en gran medida, llegando incluso a ser necesaria una amputación.

Enfermería aparece como el pilar fundamental en la educación, prevención, valoración, diagnostico, cuidados y posterior evaluación de resultados de las úlceras de extremidades inferiores, siendo el nexo de unión entre el paciente, su evolución, y el resto del equipo.

El primer paso de unos cuidados de calidad es la valoración, la cual debe ser integral y contando preferentemente con un equipo multidisciplinar, el cual debe ser capaz de valorar cada aspecto de la persona y por tanto tratarla en su globalidad. La valoración incluye la historia clínica con examen físico completo, la valoración nutricional, hábitos del paciente, aspectos psicológicos del paciente y valoración del entorno de cuidados.

Una vez valorada y diagnosticada el tipo de ulcera de miembro inferior, pasamos al tratamiento sistémico y local de la herida. En el tratamiento de las úlceras de miembros inferiores, cualquiera que sea su etiología, el esfuerzo va dirigido a alcanzar la adecuada cicatrización y la rápida incorporación del paciente a su ámbito social y laboral. El profesional que lleva a cabo los cuidados del paciente no olvidará por una parte el enfoque sistémico, que permitirá una serie de medidas terapéuticas generales que en la mayoría de los casos necesitará de un enfoque y apoyo multidisciplinar, de ahí que tengamos que hacer hincapié en la toma de tratamiento farmacológico especifico por cualquier vía de administración, medidas higiénico-dietéticas, físicas, posturales, etc. De otra parte, tendremos la terapia local, que sin dejar de lado la intuición/experiencia profesional, se alejará de la falta de evidencia científica usando guías estandarizadas de actuación que sean aceptadas por todos los miembros del equipo que intervienen en su curación. El cuidado local lo podemos unificar en cuatro pilares fundamentales: las normas generales de limpieza de la lesión salvaguardando el confort del paciente, el desbridamiento de tejido necrótico, el manejo de la infección y la elección del material apropiado.

Existe una gran cantidad de productos para el cuidado de las úlceras, y su utilización será adaptada a las características de cada lesión según su etiología, localización y estadio evolutivo en que se encuentre.

Dentro del tratamiento de las úlceras de extremidad inferior, cabe destacar también el desbridamiento del tejido no viable para facilitar la rápida cicatrización y curación de la lesión. Entre los más utilizados en la práctica clínica se encuentran los siguientes, los cuales son compatibles entre sí: el desbridamiento quirúrgico, el químico o enzimático, el autolítico y la terapia larval. Dependiendo del tipo de úlcera que tratemos, unos desbridamientos serán más eficaces que otros.

Entre las posibles complicaciones de las úlceras en miembro inferior cabe destacar el edema, la infección, el dolor y la necesidad de amputación:

- Edema: Dificulta la cicatrización
- Infección: Es la complicación más frecuente. Dificulta la cicatrización, cronifica las úlceras y si no es resuelta puede derivar en amputación.
- Dolor: Entre las causas más comunes se encuentra el edema, la infección y/o la isquemia. Según el tipo de lesión, las características del dolor son diferentes:
    - Úlceras arteriales: La isquemia produce mucho dolor en reposo.
    - Úlceras venosas: Moderadamente dolorosas.
    - Úlceras neuropática (Pie diabético): Normalmente indoloras, producto de su fisiopatología. Por ello, la presencia de dolor es un signo de alarma de complicación. Cuando existe dolor, este es constante y difícil de controlar y sobre todo duele por la noche. En úlceras neuroisquémicas es posible no sentir dolor por la neuropatía asociada.
    - Úlceras por acción mecánica (Por presión): Provocado por la presión e isquemia. Importante realizar cambios posturales y evitar presión en zonas afectadas.
    - Miembro amputado: En aproximadamente un 50% de amputados aparece el dolor fantasma, que suele aliviarse con vendajes y masajes suaves y/o tratamiento farmacológico si precisa.

Para tratar el dolor, existen tratamientos no farmacológicos (relajación, meditación…), farmacológicos (analgésicos, antiepilépticos….) y quirúrgicos (amputación…).

- Amputación: La necesidad de amputación aumenta ante la existencia de isquemia, neuropatía periférica, infección en la que corre riesgo la vida del paciente, antecedente de úlcera o amputación y cuidados deficientes. Tras la amputación suele observarse una mejoría general en su salud.

Desde la consulta de Enfermería tenemos un rol especialmente relevante tanto en la prevención de las heridas como en su cuidado. Los conocimientos necesarios para la atención de este tipo de problema de salud han mejorado, aunque se ha detectado que todavía existen múltiples necesidades formativas. Enfermería tiene la labor de realizar recomendaciones al alta, tanto si el proceso de cicatrización ha terminado como si no, asegurando de esta forma la continuidad de nuestros cuidados. Estas recomendaciones abarcan una serie de aspectos que se deben tener en cuenta y llevar a cabo para que el proceso de curación sea satisfactorio tanto en domicilio como en el centro de salud del paciente. Las recomendaciones al alta realizadas por Enfermería incluyen tanto Educación para la Salud como controles periódicos en atención primaria. Estas recomendaciones son, según el caso en particular, consejos de movilidad o reposo según el caso, recomendaciones nutricionales, de higiene, inspección, calzado, control glucémico, ejercicio y tabaquismo.

EDITOR: *Diego Molina Ruiz*

10 BIBLIOGRAFÍA

1. González Consuegra RV, Gómez Ochoa AM. Contexto social, biológico, psicológico, económico y cultural en personas con heridas en miembros inferiores. Av. Enferm [Internet]. 2008 [citado 15 agosto 2016]; 26(1): 75-84.
Disponible en:
http://www.bdigital.unal.edu.co/17270/1/12887-34414-1-PB.pdf

2. Marinello Roura J. Úlceras de la extremidad inferior [Internet]. 2ª ed. Barcelona: Editorial Glosa, S.L; 2011 [actualizado nov 2011; citado 15 Agosto 2016]. Disponible en:
https://books.google.es/books?hl=es&lr=&id=WiWjUFRPIqkC&oi=fnd&pg=PA1
1&dq=2.%09Marinel,+J.+(Ed.).+(2005).+%C3%9Alceras+de+la+extremidad+infer
ior.+Editorial+Glosa,+SL.&ots=4UH9zWnDQe&sig=epGmeS8cEDCcXyvmHaXe
Rx2cP5g#v=onepage&q&f=false

3. Contreras Fariñas R, Ibáñez Clemente P, Roldán Valenzuela A, Torres de Castro OG. Asociación Española de Enfermería Vascular y Heridas. Guía de Práctica Clínica: Consenso sobre úlceras vasculares y pie diabético [Internet]. Segunda edición. Sevilla: AEEVH; 2014 [actualizado 2014; citado 30 Ago 2016]. Disponible en:
http://www.aeev.net/pdf/AEEV%2035%20calidad%20web.pdf

4. Jiménez García JF, Barroso Vázquez M, de Haro Fernández F, Hernández López MT. Servicio Andaluz de Salud. Guía de Práctica clínica para la prevención y cuidados de las Úlceras arteriales. Sevilla: Artefacto; 2009.

5. Rodríguez Peralto JL, Saiz A, Ortiz P. Úlceras venosas y arteriales. En: Herrera Ceballos E, Moreno Carazo A, Requena Caballero L, Rodríguez Peralto JL. Dermatología: Correlación Clínico-Patológica. 1ª Ed. Madrid: Grupo Menarini; 2005. p. 621-626.

6. Hospital Universitario Ramón y Cajal. Dirección enfermera. Protocolos de cuidados Ulceras Vasculares [Internet]. Madrid. 2005. [actualizado Jun 2005; citado 29 Ago 2016]. Disponible en:
http://www.madrid.org/cs/Satellite?blobcol=urldata&blobheader=application%2Fpdf&blobkey=id&blobtable=MungoBlobs&blobwhere=1202756185571&ssbinary=true

7. Clínica Universidad de Navarra [Internet]. Diagnóstico y tratamiento de las ulceras varicosas en la clínica. Navarra. [Actualizado 2015; citado 30 Ago 2016]. Disponible en:
https://www.cun.es/enfermedades-tratamientos/enfermedades/ulceras-varicosas

8. López de Castro C, Herrero Callejo S, De Diego García S, López Nogales T, Rojas Mula J, López Fernández-Quesada T. Guía para la atención integral del paciente con heridas crónicas y úlceras por presión [Internet]. Segovia: Gerencia de Atención Primaria de Segovia; 2011 [actualizado 2011; citado 30 Ago 2016]. Disponible en:
http://bazar.fundacionsigno.com/documentos/proceso-asistencial-del-paciente/guia-para-la-atencion-integral-del-paciente-con-heridas-cronicas-y-ulceras-por-presion.-gerencia-de-atencion-primaria-de-segovia

9. Rumbo Prieto JM. Evaluación de las evidencias y calidad de las guías de práctica clínica de enfermería sobre deterioro de la integridad cutánea, úlceras y heridas crónicas [tesis doctoral]. A Coruña: Universidad de A Coruña, Departamento de Ciencias de la Salud; 2015.

10. Arcediano V, Armans E, Barroso M, Carreño P, Fernández F, Martín Paradero V, et al. Conferencia Nacional de consenso sobre úlceras de la extremidad inferior. C.O.N.U.E.I.: EdikaMed S.L; 2009.

11. Del Castillo Tirado RA, Fernández López JA, Del Castillo Tirado FJ. Guía de práctica clínica en el pie diabético. Archivos de medicina [Internet]. 2014 [citado 30 Agosto 2016]; 10(2:1): 1-17. Disponible en:
http://www.archivosdemedicina.com/medicina-de-familia/gua-de-prctica-clnica-en-el-pie-diabtico.pdf

12. Alepuz Vidal L, Benítez Martínez JC, Casaña Granell J, Clement Imbemón J, Fornes Pujalte B, García Molina P, et al. Guía de práctica clínica para el cuidado de personas con úlceras por presión o riesgo de padecerlas. Valencia: Generalitat Valenciana, Conselleria de Sanitat; 2012.

13. Grupo de trabajo de úlceras por presión (UPP) de La Rioja. Guía para la Prevención, Diagnóstico y Tratamiento de las Úlceras por Presión. Logroño: Consejería de Salud de La Rioja; 2009.

14. Servicio Andaluz de Salud [Internet]. Escala de Riesgo de UPP - Braden. Servicio Andaluz de Salud, Consejería de Salud. [Actualizado Oct 2014; citado 1 Sep 2016]. Disponible en:
http://www.juntadeandalucia.es/servicioandaluzdesalud/library/plantillas/externa.asp?pag=/contenidos/gestioncalidad/CuestEnf/PT2_RiesgoUPP_BRADEN.pdf

15. Servicio Andaluz de Salud [Internet]. Escala de Riesgo de UPP - Norton. Servicio Andaluz de Salud, Consejería de Salud. [Actualizado Oct 2014; citado 1 Sep 2016]. Disponible en:
http://www.juntadeandalucia.es/servicioandaluzdesalud/library/plantillas/externa.asp?pag=/contenidos/gestioncalidad/CuestEnf/PT2_RiesgoUPP_NORTON.pdf

16. Ester Valle L. Dermatología General. Enfoque Práctico. 2ª Ed. Buenos Aires. Argentina: Dunken; 2012.

17. Pizzariello G, Fernández Pardal P, D'Atri G, Novac V, Uranga A. Espectro clínico de tuberculosis cutánea. Rev Argent Dermatol. 2008; 89: 177-187.

18. Palacios CP, Gaviria M, Restrepo R, Tamayo LM. Tuberculosis cutánea: reto diagnóstico. Rev Asoc Colomb Dermatol. 2011; 19: 249-251.

19. Organización Mundial de la Salud (OMS) [Internet]. Lepra. [Actualizado Abr 2016; citado 31 Ago 2016]. Disponible en:
http://www.who.int/mediacentre/factsheets/fs101/es/

20. Gneaupp [Internet]. Lepra provoca úlceras cutáneas y daño neurológico. [Actualizado Ene 2016; citado 31 Ago 2016]. Disponible en:
http://gneaupp.info/lepra-provoca-ulceras-cutaneas-y-dano-neurologico/

21. Fernández Sarratea MP. Manejo diagnóstico y terapéutico de las úlceras cutáneas crónicas infectadas. Jano: Medicina y Humanidades [Internet]. 2011 [citado 1 de Sep 2016]: 1767; 61-65. Disponible en:
http://www.jano.es/ficheros/sumarios/1/0/1767/61/00610065_LR.pdf

22. Bellido Vallejo JC, Ríos Ángeles A, Fernández Salazar S. Modelo de cuidados de Virginia Henderson. En: Bellido Vallejo JC, Lendínez Cobo JF. Proceso Enfermero desde el modelo de cuidados de Virgina Henderson y los Lenguajes de NNN. 1ª Ed. Jaén: Ilustre Colegio oficial de Enfermería de Jaén; 2010. p. 17-34.

23. Observatorio de Metodología Enfermera. Necesidades Básicas de Virgina Henderson. [Internet]. [Citado 24 Nov 2016]. Disponible en:
http://www.ome.es/04_01_desa.cfm?id=424

24. Granados Gutiérrez M. Begoña, González García FJ. Preparación del Lecho de la Herida. Úlceras por presión. España: Smith & Nephew; 2004. p. 12-13.

25. Flores Valencia R. Manejo de las vasculopatías periféricas en atención primaria. Úlceras vasculares en extremidades inferiores. Ríos Gallegos, Argentina. 2011. p. 55. Disponible en:
http://es.slideshare.net/roflova/ulceras-de-extremidades-inferiores

26. Guimarães Barbosa JA, Nogueira Campos LM. Directrices para el tratamiento de úlcera venosa. Enfermería Global [Internet]. 2010 [citado 7 Sep 2016]; 20: 1-13. Disponible en:
http://scielo.isciii.es/pdf/eg/n20/revision2.pdf

27. Hernández Martínez-Espasa E, González García FJ. Preparación del Lecho de la Herida. Úlceras vasculares y pie diabético. Smith & Nephew; 2004. p. 12-13.

28. Wounds international. International Best Practice Guidelines: Wound Management in Diabetic Foot Ulcers [Internet]. Londres, Reino Unido; 2013 [citado 3 de Sep 2016]. Disponible en:
http://www.woundsinternational.com/media/issues/709/files/content_11014.pdf

29. García Fernández FP, Montalvo Cabrerizo M, García Guerrero A, Pancorbo Hidalgo PL, García Pavón F, González Jiménez F, et al. Servicio Andaluz de Salud. Guía de práctica clínica para la prevención y cuidados de las úlceras por presión. Sevilla: Artefacto; 2009.

30. Jordán J, Rivas Quintero FJ, Briones Izquierdo O, Suárez Márquez R, Aparicio Ramos Reyes, et al. Guía Práctica de Prevención y Tratamiento en Úlceras por Presión. Dirección de Enfermería, Área Hospitalaria "Juan Ramón Jiménez". Huelva; 2003.

31. Ponce Valero L, Bermejo Pérez G. Guía de Heridas Agudas. Notas sobre el cuidado de Heridas. Vol. 1. Segunda Ed. Huelva: Molina Moreno Editores; 2016.

32. Bermejo Pérez G, Flores Reyes A. Pie Diabético. Notas sobre el cuidado de Heridas. Vol. 12. Primera Ed. Huelva: Molina Moreno Editores; 2016.

33. Grupo Nacional para el Estudio y Asesoramiento en Ulceras por Presión y Heridas Crónicas (GNEAUPP). Directrices Generales sobre Tratamiento de las Úlceras por Presión. [Internet]. Logroño; 2003. [Citado 13 Sep 2016]. Disponible en:
http://gneaupp-1fb3.kxcdn.com/wp-content/uploads/2014/12/directrices-generales-sobre-el-tratamiento-de-las-ulceras-por-presion.pdf

34. Grupo de Trabajo Internacional sobre el Pie Diabético (IWGDF, International Working Group on the Diabetic Foot) [Internet]. Guía práctica y específica para el

tratamiento y la prevención del pie diabético. 2011 [citado 17 Agosto 2016]:1-17. Disponible en:
http://iwgdf.org/map-es

35. Muñoz Rodríguez A, Ballesteros Úbeda MV, Escanciano Pérez I, Polimón Olibarrieta I, Díaz Ramírez C, González Sánchez J, et al. Manual de protocolos y procedimientos en el cuidado de las heridas. Disponible en:
http://gneaupp.info/manual-de-protocolos-y-procedimientos-en-el-cuidado-de-las-heridas/

36. 1aria [internet]. Escalera-ascensor analgésico de la OMS y los fármacos del dolor. Actualizado Mayo 2015 [citado 30 Agosto 2016]. Disponible en:
http://www.1aria.com/contenido/dolor/programa-dolor/dolor-tratamiento/dolor-tratamiento-escalera-oms-farmacos

37. Grupo de trabajo de la Guía de Práctica Clínica. Guía para personas con úlceras por presión o riesgo de padecerlas y sus cuidadores [Internet]. Generalitat Valenciana. Consellería de Sanitat; 2012 [citado 5 Sep 2016]. Disponible en:
http://www.guiasalud.es/GPC/GPC_520_Ulceras_por_presion_paciente.pdf

38. Servicio Andaluz de Salud. Conserjería de Salud. Guía de prevención y cuidado de las úlceras arteriales para personas cuidadoras. 2009. Disponible en:
http://www.repositoriosalud.es/bitstream/10668/1825/2/GuiaPrevencionYCuidado_UlcerasArteriales_2009.pdf

39. Revisión sistemática del soporte nutricional en las úlceras por presión. Luis, R. Aller Sección de Endocrinología y Nutrición Clínica. Unidad de Apoyo a la Investigación. Hospital Universitario del Río Hortega. Instituto de Endocrinología y Nutrición Clínica. Facultad de Medicina. Valladolid. AN. MED. INTERNA (Madrid) Vol. 24, N.o 7, pp. 342-345, 2007. Disponible en:
http://scielo.isciii.es/scielo.php?script=sci_abstract&pid=S0212-71992007007700009

40. Semes Andalucía (2014). Manual Educación Diabetológica Sanitaria. Disponible en: http://www.semesandalucia.es/wp-content/uploads/2014/07/manual-educacion-diabetes.pdf

41. Servicio Extremeño de Salud Dirección General de Asistencia Sanitaria (2011). Planes de Cuidados de Enfermería en Atención Especializada: Estandarización en Extremadura. Disponible en:
http://respir20.diba.cat/sites/respir20.diba.cat/files/libro_planes_cuidados_especializada.pdf

42. Grupo Nacional para el Estudio y Asesoramiento en Ulceras por Presión y

Heridas Crónicas (GNEAUPP). Mejora del Protocolo la Coordinación Socio Sanitaria y la Continuidad de Cuidados en la atención a las Heridas Cutáneas Crónicas. Grupo Henderson de Enfermería [Internet]. Madrid; 2014. [Citado 23 Noviembre 2016]. Disponible en: http://gneaupp.info/wp-content/uploads/2014/12/protocolo-de-trabajo-para-la-mejora-de-la-coordinacion-socio-sanitaria-y-la-continuidad-de-cuidados-en-la-atencion-a-las-heridas-cutaneas-cronicas.pdf

11 ANEXOS

EDITOR: *Diego Molina Ruiz*

ANEXO 1: TABLA 1

Tabla 1. Clasificación etiológica de las úlceras de extremidad inferior.

1	Isquémica	- Arterioesclerosis obliterante
		- Embolismo
		- Tromboangeítis obliterante
2	Venosa	- Hipertensión venosa. Primaria y secundaria
		- Angiodisplasias
3	Neuropática	- Neuropatía diabética
		- Radiculopatía
		- Mielodisplasia
		- Tóxica
4	Hipertensiva arterial	
	Artritis reumatoidea	
	Asociada a síndrome de Wegener	
	Asociada a síndrome de Churg-Stratuss	
	Asociada a síndrome de Werner	
	Asociado a síndrome de Klinefelter	
	Asociado a enfermedad de Crohn	
	Séptica	- Hipodermitis nodular
		- Eritema indurado de Bazin (Tuberculosis)
		- Filariosis
		- Piodermia
		- Micosis
		- Enfermedad de Buruli
		- Lepra
		- Enfermedad leucocitoclástica
	Hematológica	- Disglobulinemia (síndrome de Waldenström)
		- Crioglobulinemia
		- Anemia
		- Talasemia
		- Plaquetopenia
		- Leucemia
	Neoplásica	- Sarcoma (Kaposi)
		- Carcinoma

		- Melanoma (melanoblastoma)
	Farmacológica	- Hidroxiurea
	Avitaminosis	- Déficit de vitamina B
	Necrobiosis lipoidea	

Fuente: Marinello Roura J. Úlceras de la extremidad inferior [Internet]. 2ª ed. Barcelona: Editorial Glosa, S.L; 2011 [actualizado nov 2011; citado 15 Agosto 2016]. Disponible en: https://books.google.es/books?hl=es&lr=&id=WiWjUFRPIqkC&oi=fnd&pg=PA11&dq=2.%09Marinel,+J.+(Ed.).+(2005).+%C3%9Alceras+de+la+extremidad+inferior.+Editorial+Glosa,+SL.&ots=4UH9zWnDQe&sig=epGmeS8cEDCcXyvmHaXeRx2cP5g#v=onepage&q&f=false

ANEXO 2: TABLA 2

Tabla 2. Características de las úlceras arteriales.

LOCALIZACIÓN	Zona plantar, borde externo del pie, espacios interdigitales, talón y dedos. También en cara lateral externa de la rodilla.
TAMAÑO Y FORMA	Generalmente son pequeñas, redondeadas y superficiales. Pueden presentar costra o placa necrótica.
BORDES	Habitualmente son lisos, redondeados y con frecuencia hiperémicos.
PIEL PERILESIONAL	Pálida, brillante, sin presencia de vello y delgada.
DOLOR	Es un síntoma característico de este tipo de úlceras, suele ser intenso y profundo, muy invalidante y condicionante de la calidad de vida.
PULSOS	Según el nivel de obstrucción.
FONDO	Necrótico, grisáceo, pálido y presencia de esfacelos.
EXUDADO	No, salvo que esté infectada.
ETIOLOGÍA	Isquémica, inflamatoria arterial, arteroembólica.
INFECCIÓN	Puede presentarse.
ITB (Índice tobillo – brazo)	Disminuido, exceptuando en diabéticos, en los cuales puede ser elevado.
EDEMA	Puede presentarse por la posición en declive para disminuir el dolor.

Fuente: Contreras Fariñas R, Ibáñez Clemente P, Roldán Valenzuela A, Torres de Castro OG. Asociación Española de Enfermería Vascular y Heridas. Guía de Práctica Clínica: Consenso sobre úlceras vasculares y pie diabético Segunda edición. Sevilla: AEEVH; 2014

EDITOR: *Diego Molina Ruiz*

ANEXO 3. TABLA 3

Tabla 3. Escala de Wagner.

GRADO	LESIÓN	CARÁCTERÍSTICAS
0	Sin úlcera, pero existe un gran riesgo	Callos gruesos, cabezas metatarsianas prominentes, dedos en garras, deformidades óseas.
1	Úlceras superficiales, sin infección clínica	Destrucción total del espesor de la piel
2	Úlceras profundas, posible infección	Penetra en la piel, grasa y ligamentos. No llega a afectar al hueso.
3	Úlceras profundas con absceso, celulitis, osteomielitis o signos de sepsis	Extensa, profunda, secreción y mal olor. Infectada.
4	Gangrena localizada	Necrosis de parte del pie (uno o varios dedos del pie).
5	Gangrena extensa	Todo el pie presenta signo de infección. Efectos sistémicos. Necrosis avanzada.

Fuente: Del Castillo Tirado RA, Fernández López JA, Del Castillo Tirado FJ. Guía de práctica clínica en el pie diabético. Archivos de medicina [Internet]. 2014 [citado 30 Agosto 2016]; 10(2:1): 1-17.

EDITOR: *Diego Molina Ruiz*

Disponible en: http://www.archivosdemedicina.com/medicina-de-familia/gua-de-prctica-clnica-en-el-pie-diabtico.pdf

ANEXO 4. TABLA 4

Tabla 4. Características diferenciales entre úlceras venosas, arteriales y neuropáticas.

CARACTERÍSTICAS	ÚLCERA VENOSA	ÚLCERA ARTERIAL	ÚLCERA NEUROPÁTICA
Exploración manual de pulsos	Presentes	Ausentes o débiles	Presentes
Localización	Tercio inferior de la pierna. Más frecuente en el área supramaleolar interna.	Tercio inferior de la pierna sobre prominencias óseas. Maléolo externo.	Zonas de presión. Tobillo. Pie.
Aspecto	Tendencia a la granulación. Superficiales con bordes irregulares. Generalmente únicas de tamaño variable que tienden a aumentar.	Fondo atrófico. Escasa tendencia a la granulación. Bordes definidos. Generalmente pequeñas y múltiples con frecuencia.	Profundas. Tendencia a la granulación. Bordes hiperqueratósicos. Tamaño variable.
Exudado	Moderado o abundante	Escaso	Variable
Edema	Presente	Ausente	Localizado
Dolor	Leve	Moderado o intenso	Ausente o leve debido a la neuropatía.

Fuente: Elaboración propia.

ANEXO 5. TABLA 5

Tabla 5. Escala Braden.

PUNTOS	1	2	3	4
Percepción sensorial	Completamente limitada	Muy limitada	Levemente limitada	No alterada
Humedad	Constantemente húmeda	Muy húmeda	Ocasionalmente húmeda	Raramente húmeda
Actividad	En cama	En silla	Camina ocasionalmente	Camina con frecuencia
Movilidad	Completamente inmóvil	Muy limitada	Ligeramente ilimitada	Sin limitaciones
Nutrición	Muy pobre	Inadecuada	Adecuada	Excelente
Fricción y deslizamiento	Problema real	Problema potencial	Sin problema aparente	

Fuente: Servicio Andaluz de Salud [Internet]. Escala de Riesgo de UPP - Braden. Servicio Andaluz de Salud, Consejería de Salud. [Actualizado Oct 2014; citado 1 Sep 2016]. Disponible en: http://www.juntadeandalucia.es/servicioandaluzdesalud/library/plantillas/externa.asp?pag=/contenidos/gestioncalidad/CuestEnf/PT2_RiesgoUPP_BRADEN.pdf

EDITOR: *Diego Molina Ruiz*

ANEXO 6. TABLA 6

Tabla 6. Escala Norton.

PUNTOS	1	2	3	4
Estado físico general	Muy malo	Pobre	Mediano	Bueno
Incontinencia	Urinaria y fecal	Urinaria o fecal	Ocasional	Ninguna
Estado mental	Estuporoso y/o comatoso	Confuso	Apático	Alerta
Actividad	Encamado	Sentado	Camina con ayuda	Ambulante
Movilidad	Inmóvil	Muy limitada	Disminuida	Mantenida

Fuente: Servicio Andaluz de Salud [Internet]. Escala de Riesgo de UPP - Norton. Servicio Andaluz de Salud, Consejería de Salud. [Actualizado Oct 2014; citado 1 Sep 2016]. Disponible en:

http://www.juntadeandalucia.es/servicioandaluzdesalud/library/plantillas/externa.asp?pag=/contenidos/gestioncalidad/CuestEnf/PT2_RiesgoUPP_NORTON.pdf

EDITOR: *Diego Molina Ruiz*

ANEXO 7. TABLA 7

Tabla 7. Guía de apósitos a utilizar según tipo de lesión.

SIN EXUDACIÓN	LIGERAMENTE EXUDATIVAS	MODERADAMENTE EXUDATIVAS
*Barrera líquida. O *Apósito laminar semipermeable adhesivo.	*Apósito laminar semipermeable adhesivo. O *Apósito simple de baja adherencia + Apósito secundario (gasa impregnada y adhesivo poroso) o Apósito semipermeable adhesivo. O *Apósito no adherente impregnado + Apósito secundario o semipermeable adhesivo.	*Apósito hidrocoloide laminar. O *Espuma de poliuretano + Apósito secundario o hidrocoloide laminar

Fuente: Vivó Gisbert A, Cerdá Olmedo G, Mínguez Martí A, De Andrés Ibáñez J. Cuidados de Enfermería en el tratamiento de las úlceras por presión. Enfermería integral. Colegio de enfermería de Valencia [Internet]. 2000 [Consultado 12 Sep 2016]; 53. Disponible en:

http://www.enfervalencia.org/ei/anteriores/articles/rev53/artic08.htm

EDITOR: *Diego Molina Ruiz*

ANEXO 8. TABLA 8

Tabla 8. Guía de apósitos a utilizar según tipo de lesión.

ÚLCERAS PROFUNDAS:

SECAS, CON ESFACELOS O TEJIDO NECRÓTICO	LIGERAMENTE EXUDATIVAS
*Hidrocoloide en gránulos o pasta + Apósito secundario o Hidrocoloide laminar O *Hidrogel + Apósito secundario o Hidrocoloide laminar. O *Agente desbridante + Apósito secundario o Hidrocoloide laminar.	*Hidrocoloide en gránulos o pasta + Apósito secundario o Hidrocoloide laminar. O *Espuma de poliuretano + Apósito secundario o Hidrocoloide laminar.

Fuente: Vivó Gisbert A, Cerdá Olmedo G, Mínguez Martí A, De Andrés Ibáñez J. Cuidados de Enfermería en el tratamiento de las úlceras por presión. Enfermería integral. Colegio de enfermería de Valencia [Internet]. 2000 [Consultado12 Sep 2016]; 53. Disponible en:

http://www.enfervalencia.org/ei/anteriores/articles/rev53/artic08.htm

EDITOR: *Diego Molina Ruiz*

ANEXO 9. TABLA 9

Tabla 9. Guía de apósitos a utilizar según tipo de lesión.

ÚLCERAS PROFUNDAS

MODERADAMENTE EXUDATIVAS		ALTAMENTE EXUDATIVAS	
NO CAVITADAS	CAVITADAS	NO CAVITADAS	CAVITADAS
*Apósito absorbente en polvo o pasta + Apósito secundario o Hidrocoloide laminar O *Espuma de poliuretano + Apósito secundario o Hidrocoloide laminar. O *Apósito mixto	Hidrocoloide en pasta + Apósito secundario o Hidrocoloide laminar O *Apósito mixto en cinta + Apósito secundario o Hidrocoloide laminar.	*Apósito absorbente en polvo o pasta + Apósito secundario o Hidrocoloide laminar O *Apósito de Alginato + Apósito secundario o Hidrocoloide laminar. O *Apósito mixto	*Apósito absorvente en pasta + Apósito secundario o Hidrocoloide laminar. O *Apósito de Alginato + Apósito secundario o Hidrocoloide laminar. O *Apósito mixto en cinta + Apósito secundario o Hidrocoloide laminar.

Fuente: Vivó Gisbert A, Cerdá Olmedo G, Mínguez Martí A, De Andrés Ibáñez J. Cuidados de Enfermería en el tratamiento de las úlceras por presión. Enfermería integral. Colegio de enfermería de Valencia [Internet]. 2000 [Consultado12 Sep 2016]; 53. Disponible en:

http://www.enfervalencia.org/ei/anteriores/articles/rev53/artic08.htm

EDITOR: *Diego Molina Ruiz*

ANEXO 10. FIGURA 1

Figura 1. Escala EVA

SIN DOLOR				DOLOR MODERADO				MÁXIMO DOLOR
0	1	2	3	4	5	6	7	8	9	10

Fuente: Muñoz Rodríguez A, Ballesteros Úbeda MV, Escanciano Pérez I, Polimón Olibarrieta I, Díaz Ramírez C, González Sánchez J, et al. Manual de protocolos y procedimientos en el cuidado de las heridas. Disponible en:

http://gneaupp.info/manual-de-protocolos-y-procedimientos-en-el-cuidado-de-las-heridas/

EDITOR: *Diego Molina Ruiz*

ANEXO 11. TABLA 10

Tabla 10. Escalera analgésica de la OMS

		Escalón 3. Dolor severo
	Escalón 2. Dolor moderado	• Opioides fuertes
Escalón 1. Dolor leve	• Opioides débiles	• Analgésicos no opioides
• Analgésicos no opioides • Coadyuvantes*	• Analgésicos no opioides • Coadyuvantes*	• Coadyuvantes*
Ejemplos analgésicos no opioides: AINE, paracetamol, metamizol.	Ejemplos opioides débiles: Codeína, dihidrocodeína, tramadol.	Ejemplos opioides fuertes: Morfina, fentanilo, oxicodona, metadona, buprenorfina.
* Coadyuvantes: Corticoides, antidepresivos, anticonvulsionantes, fenotiazinas, etc.		

Fuente: 1aria [internet]. Escalera-ascensor analgésico de la OMS y los fármacos del dolor. Actualizado Mayo 2015 [citado 30 Agosto 2016]. Disponible en:

http://www.1aria.com/contenido/dolor/programa-dolor/dolor-tratamiento/dolor-tratamiento-escalera-oms-farmacos

EDITOR: *Diego Molina Ruiz*

SOBRE EL EDITOR

DIEGO MOLINA RUIZ, Puertollano (Ciudad Real), 15 de Febrero de 1959.

Formación académica

Licenciado en Enfermería. Universidad Hogeschool Zeeland (Holanda) 2002. Especialista en Enfermería Médico-Quirúrgica. Master en Ciencias de la Enfermería. Universidad de Huelva. Diploma de Estudios Avanzados en Medicina Preventiva y Salud Pública, Universidad de Huelva.

Lugar de trabajo

Enfermero Comunitario UGC Gibraleón del Distrito Sanitario Huelva Costa Condado Campiña.

Profesor asociado Departamento de Enfermería, Universidad de Huelva.

Experiencia previa

Autor y Editor de editorial especializada CC SS. Enfo Ediciones, FUDEN, Madrid.

Como docente ha impartido los Módulos 6 sobre Técnicas de Resonancia Magnética y 7 sobre Técnicas de asistencia en Exploraciones Ecográficas del Curso de Formación Profesional Ocupacional "Técnico en Radiodiagnóstico" con Expediente 98/2005/J/221 y Nº 21 – 15, de la Consejería de Empleo de la Junta de Andalucía, con un total de 250 horas docentes.

Desde 2006 desarrolla labor docente como profesor asociado en la Universidad de Huelva.

Experiencia investigadora

- **Líneas de investigación:** Salud Laboral, Atención Primaria, Preanalítica, Salud Mental.
- **Participación en proyectos de investigación**
  - Investigador colaborador en el proyecto FIS 12/ 1099.
  - En la actualidad participa en un proyecto de investigación en salud FIS.
- **Participación en proyectos editoriales**

    Más de 40 artículos publicados en revistas de enfermería y biomédicas, nacionales e internacionales. Más de 65 capítulos de libros y 36 libros como autor y coordinador.

Otros méritos

Miembro del Comité de Ética Asistencial de Huelva.

SOBRE LOS AUTORES

MANUEL CARPINTERO PINO, Minas de San Telmo, Cortegana, Huelva, 03 de Marzo de 1966.

Formación académica

Diplomado Universitario en Trabajo Social. Escuela Universitaria de Huelva, Universidad de Sevilla (1987). Diplomado Universitario en Enfermería. Escuela Universitaria de Huelva, Universidad de Sevilla (1990).

Lugar de trabajo

Enfermero del Equipo de Atención Primaria de la zona básica del Condado Occidental, consultorio de Rociana del Condado, Huelva.

Experiencia previa

Profesor asociado a la Universidad de Alcalá de Henares para el Curso de "Habilidades en el manejo biopsicosocial de la persona con diabetes". Universidad de Alcalá de Henares (2014).

MANUEL QUINTANA PALMEIRA, Las Palmas De Gran Canaria (Las Palmas), 17 de Abril de 1979.

Formación académica

Diplomado Universitario en Enfermería. Universidad de Huelva (España) 2011. Experto Universitario en Cuidados Oncológicos y Paliativos, un año. Universidad de Huelva. Experto en Salud Mental, un año y Experto en Geriatría, un año. Universidad Nacional de Educación a Distancia UNED.

Lugar de trabajo

Enfermero en el área Especializada Complejo Hospitalario Insular – Materno Infantil, Hospital de referencia de Las Palmas de Gran Canaria. Distrito Sanitario del Área Sur.

EDITOR: *Diego Molina Ruiz*

TÍTULOS DE LA COLECCIÓN

Notas sobre el cuidado de heridas *(15 Guías)*

Guía 1: **HERIDAS AGUDAS.** *Notas sobre el cuidado de heridas. Vol. 1*
Guía 2: **QUEMADURAS.** *Notas sobre el cuidado de heridas. Vol. 2*
Guía 3: **HERIDAS TRAUMÁTICAS.** *Notas sobre el cuidado de heridas. Vol. 3*
Guía 4: **HERIDAS QUIRURGICAS.** *Notas sobre el cuidado de heridas. Vol. 4*
Guía 5: **HERIDAS CRONICAS.** *Notas sobre el cuidado de heridas. Vol. 5*
Guía 6: **HERIDAS INFECTADAS.** *Notas sobre el cuidado de heridas. Vol. 6*
Guía 7: **LESIONES CUTÁNEAS.** *Notas sobre el cuidado de heridas. Vol. 7*
Guía 8: **CUIDADO OSTOMIZADOS.** *Notas sobre el cuidado de heridas. Vol. 8*
Guía 9: **CUIDADO TRAQUEOSTOMÍAS.** *Notas sobre el cuidado de heridas. Vol. 9*
Guía 10: **DERIVACIONES CUTÁNEAS.** *Notas sobre el cuidado de heridas. Vol. 10*
Guía 11: **ÚLCERAS POR PRESIÓN.** *Notas sobre el cuidado de heridas. Vol. 11*
Guía 12: **PIE DIABÉTICO.** *Notas sobre el cuidado de heridas. Vol. 12*
Guía 13: **ÚLCERAS VASCULARES.** *Notas sobre el cuidado de heridas. Vol. 13*
Guía 14: **ÚLCERAS EXTRIMIDAD INFERIOR.** *Notas sobre el cuidado de heridas. Vol. 14*
Guía 15: **COMPENDIO DE HERIDAS.** *Notas sobre el cuidado de heridas. Vol. 15*

EDITOR: *Diego Molina Ruiz*

Nota del Editor:

Para poder atender cualquier consulta relacionada con el presente libro o bien con la colección a la que pertenece, quedo en todo momento a disposición de todos los lectores en la siguiente dirección de correo electrónico:

molina.moreno.editores@gmail.com

Edición impresa en papel y ebook disponible en:

www.amazon.com y www.amazon.es

EDITOR: *Diego Molina Ruiz*

Copyright © 2017 Diego Molina Ruiz

Edita: Molina Moreno Editores molina.moreno.editores@gmail.com

Diseño de portada: Diego Molina Ruiz

Título de la Obra: Guía de Úlceras Extremidad Inferior

Guía número 14

Serie: Notas sobre el cuidado de Heridas

Primera edición: 13/01/2017

Tapa blanda, número de páginas: 109

Autoría:

Autor: Manuel Carpintero Pino

Autor: Manuel Quintana Palmeira

Diego Molina Ruiz Ed.

All rights reserved / Todos los derechos reservados

ISBN-10: 154257854X
ISBN-13: 978-1542578547

Edición impresa en papel y ebook disponible en:
www.amazon.com y www.amazon.es

Todos los derechos reservados. Este libro o cualquiera de sus partes no podrán ser reproducidos ni archivados en sistemas recuperables, ni transmitidos en ninguna forma o por ningún medio, ya sean mecánicos o electrónicos, fotocopiadoras, grabaciones o cualquier otro sin el permiso previo de los titulares del Copyright. Las imágenes han sido cedidas por los autores y se prohíbe la reproducción total o parcial de las mismas.

Guía 14: ÚLCERAS DE EXTREMIDAD INFERIOR